MEU RETRATO POEMADO

Silvino Roque Michatowski

Editora Verso

Editora InVerso

R. Clóvis Bevilaqua, 352 Cabral
CEP 80035-080 Curitiba-PR
(41) 3254-1616 e (41) 3538-8001
editorainverso@editorainverso.com.br
www.editorainverso.com.br
Facebook.com/editorainverso
Instagram @editorainverso

COORDENAÇÃO EDITORIAL
Cristina Jones
Editora InVerso

REVISÃO
Carlos L. W. Jorge

FOTO DA CAPA
Freepik

CAPA, PROJETO GRÁFICO E ARTE-FINAL
Adriane Baldini

DADOS INTERNACIONAIS DE CATALOGAÇÃO NA PUBLICAÇÃO (CIP)
Mona Youssef Hammoud – CRB/ 9ª -1393

M622m

MICHATOWSKI, Silvino Roque. Meu retrato poemado
Curitiba: InVerso, 2018
150p. 15 x 21 cm

ISBN: 978-85-5540-138-1

1. Literatura brasileira. 2. Poesia. I. Título

CDD. B890

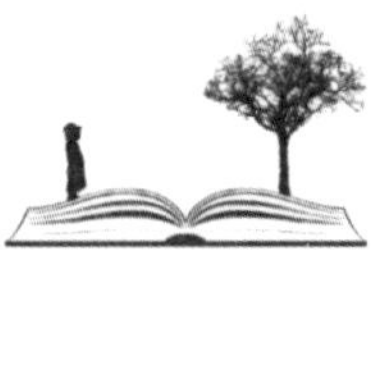

Se eu lembrasse alguns, certamente me esqueceria de outros. Portanto, para não cometer injustiça: Agradeço a Deus por Ele ter me abençoado com a inspiração e ter me tornado um poeta e esta obra ganhar corpo.

Por isso te peço, Deus, abençõe a todos que fizeram parte deste livro, colaborando comigo direta ou indiretamente.

PENSAR

É complicado...
Não gostaria de me afastar
Do passado...
Por não poder voltar
Aumentam os dias e a idade
Tudo é modernidade
Agora já passou o momento
E o meu sentimento?
Como fica?
O que penso me danifica!

LUZ

Luz que me conduz
Que ilumina e seduz
Aparece e desaparece
Com o infinito, resplandece

Que mostra e ofusca
Quem uma vida busca
Que mente e reflete
A verdade como baluarte

Luz que aquece e faz frio
Espalha-se pelas águas do rio
Que clareia a lembrança
Da quase fatal infância

16/10/2012 17h

RECORDO

Quando penso na vida
Penso no alento
Do que compõe o pensamento
Da longínqua partida
Daquela ou desta
Sombra da floresta
Dos sons e dos ninhos
Das flores e espinhos
De longas jornadas
Pelas sinuosas estradas
De um amor maternal
Onde não havia criança
Só eu e a inocência
Tempo bom, porém fatal
Não havia dor
Só perfume de flor
Dias e dias como roletas
À beira do riacho
Milhares de borboletas
Recordo do passado
Da tia sem um dedo
Tempestade, muito medo

JOGO DA VIDA

No jogo da vida
A regra é conhecida
Pode haver lama
Para quem ama
Faço parte
E nunca é tarde
Sou aprendiz
Para ser feliz
Para jogar
É preciso estar
Aqui, agora
Não importa a hora
Minha posição
Importante
Sempre atacante
Com delicadeza
Na defesa
Com estirpe
Motivo a equipe
Para o GOL
Basta uma flor
E... vitória.

23/10/2012 10h53

JOGO DA VIDA

No jogo da vida
A regra é conhecida
Pode haver lama
Para quem ama
Faço parte
E nunca é tarde
Sou aprendiz
Para ser feliz
Para jogar
É preciso estar
Aqui, agora
Não importa a hora
Minha posição
Importante
Sempre atacante
Com delicadeza
Na defesa
Com estirpe
Motivo a equipe
Para o GOL
Basta uma flor
E... vitória.

23/10/2012 10h53

ESPERA

Enquanto se espera
A vida se encerra
Quanto mais você ande
Sua busca se expande
Vestidos com trapos ou linhos
Podem ser os mesmos caminhos
O que há mesmo é um lugar
O importante é caminhar
Na penumbra ou beleza
Esta nossa natureza
Na via-vida constante
No destino viandantes

13/12/2012

VEM DO CÉU

Cai do céu, chuva, alento
Para a viúva, sofrimento
Para os rebentos crianças
Voltam esperanças
Para o futuro
Tão perto, incerto
De glórias cobertos
São os céus
Com seus longos véus
Presentes na dimensão
Ausentes na inspiração
Mesmo que largas
São as águas
Dos que choram mágoas
Da esperança que se vinga
E do humano que se finda
Vem do céu
Do que é
A pura fé!

22/10/2012 16h30

DESABAFO

Eta mundo cão!
Podridão
Escuridão
Visão
Assombração

É maldito
O conflito
Do dito
Pelo não dito

Quiçá
Justiça
De que premissa
Submissa?
Do ontem
Homem
Hoje se condoem
Favor perdoem!

É um psiquismo
O egoísmo
Levando ao abismo
Pelo eufemismo
Vai além
Da estrada de trem
O que você tem
E que serve para alguém!

8/10/2012 15h29

IMPORTÂNCIA

Um dia, conversando com a vida
Ela me falou
Que como a areia e as estrelas
Deus me comparou
Infinito...
Sim, meu princípio e meu fim
De onde tudo começou?
Merece um inquérito
Diante do mistério
Frio ou calor
Temos um valor
Nosso sustento vem do ar
Mesmo não sendo aves
Podemos voar
Para muito além
Do encontro
Da distância
Do encanto
E da ganância!

INQUIETUDES

Das inquietudes da vida
Alguns insistem
E por vezes persistem
Apontando de qual lida
Pelos ouvidos o sussurro
Do qual deveria ser
A prática no futuro

No meio do alento
O apelo em meio à dor
Sei qual meu talento
Deveria distribuir amor

Minhas pegadas são largas
Faço ruminar mágoas
Todas elas eu sei
Nenhuma delas deixei

Aos poucos findam minhas horas
Construir, fazer obras
Estender a mão
Transmitir esperança ao irmão

Não importa, dê um tempo ao que faz
Todos precisam de paz
Muitos precisam de luz
Apresente a eles, Jesus

27/9/2012 16h10

SUBIR

Loucura porque penso
Louco porque sou
Meu passado não é longo
Ainda aqui estou

Posso não manifestar
A vontade de chorar
Perceba, tenho que chegar
Quem sabe um dia brilhar

Tudo parece lento
Rápido é o pensamento
Cada qual seu intento
Livre-se do sofrimento

Na mente posso crer
O gosto em escrever
Você irá perceber
Não quero mais descer!

8/10/2012 16h33

FADA ALADA

Em cada tempo uma esperança
Em cada ato uma sentença
Nos sonhos todas as incertezas
Idas e vindas
Feiuras e belezas

Nos caminhos os desvios
Nas chegadas os alívios
Os olhares de contemplação
Levam fascínio ao coração!

Tanto no adeus como na boa vinda
A certeza de uma corrida
Que passa despercebida
O valor de uma vida

Nascer, crescer, morrer
Que sentido há nisso?
Percebemos o sofrer
Mesmo sem compromisso

Um dia a fada alada
Virá nos buscar
Sem poder desviar
Findará nossa jornada!

LIÇÃO

Viver a amizade com alguém
É o maior tesouro que se tem
E a natureza nos ensina tudo,
Inclusive como viver em paz!

SOTAQUE

Sou um estranho
Em um mundo de estranhos
Mas que mesmo assim
Faz uma prece
Enquanto a vida
Sua teia tece
Penso por muitos anos, voar...
Com o mínimo de desenganos
Por que ventríloquo sou
Num grande mar que a vida aportou
E o vento com força
Aumenta e diminui
Minha esperança
E a realidade persiste
Aos que lutam
Para não tornar triste
O que o destino bolou
Não nego quem sou
Aqui ou em outra ala
Mesmo que estranha seja minha fala.

20/4/2012

O QUE PASSOU

Passado, por que insistes em voltar
Para me magoar?
Por que não ficas em teu lugar?
Não preciso de teu ar

Passado, por que não te esqueço
Nem mesmo quando adormeço?
Quase sempre um recomeço
Para lembrar meu tropeço

Passado, por que insiste
Em tornar meu dia triste?
Sou alguém que ainda persiste
Em não ter um fim triste

Passado, não quero tua lembrança
Nem de quando fui criança
Hoje tenho mais esperança
Pois a vida não me cansa

Passado, como um furacão
Todo cheio de frustração
Quase parou meu coração
De sentir tanta aflição

Passado de toda hora
Não é você quem chora
Vai embora!
Não fez bem tua flora

Passado de todo instante
Não te faças tão presente
Quero te ver distante
Hoje não sou mais meliante!

25/7/2013

TRAIÇÃO

Com que cabeça pensas?
Com que olhos observas?
Com que mãos trabalhas?
Com que pés andas?
Com que coração amas?
Se foste capaz de me julgar?

7/10/2012

ACOMODADO

Das maldades do ser humano
A pior é a indiferença
Do social à crença
Tudo parece engano

Cobre-se e se conserva
Da maldade à selva
Tudo se destina em prol
Qual seria meu farol?

Penso, logo existo
É a famosa máxima
Mínimo é meu manifesto
Serei eu desta galáxia?

Ouço vozes, desconheço nomes
São animais ou homens?
Misturados, perdidos, mendigos
Serão seus dias, domingos?

Enquanto não estender a mão
Não me sentirei realizado
Afinal, você é meu irmão
Por que permaneço parado?

17/9/2012

DO, DA

Das flores
os amores
Das dores
temores

Do perfume
O ciúme
Da montanha
o cume

Do sorriso
o paraíso
do véu
o céu

Do olhar
o contemplar
Da beleza
o luar

Do sol
o calor
Da saudade
a Eternidade

Da criança
a esperança
do velho
o espelho

Do novo
o renovo
Do que sente
No presente

Do que era
não mais gera
do que será
Só quem viverá

27/8/2013

CONSTRUÇÃO

O amor se constrói
Só edifica, não destrói
É um sentimento nobre
A ninguém dói
É para rico e pobre
Causa leveza
Digno da realeza
Quando parte de mim
Pode não ter fim!

21/8/2013

CANTO INTERIOR

Meu canto é silencioso
Interiormente um recital
O tempo dispendioso
Mas nada é igual
O que é importante
Também pode ser banal
Valorizo todo o instante
Antes de chegar ao final
Sem pretensão de ficar isolado
O futuro é o maestro
Preciso você ao meu lado
Canhoto ou destro
Todos em uma só voz
Dançando com alento
Para não ficar a sós.

18/9/2013

AVES

Admiro os pássaros
Porque também gostaria de voar
Focalizo seus olhos
Mensagens querem dar
Não os mato
Porque também quero viver
Mesmo os que voam alto
Como tantos querem sobreviver
Contemplo sua beleza
Parecem não sentir dores
Resplandecem a natureza
Com paixão vivem seus amores
Cada qual com seus cantos
Suas vidas uma alegoria
Nunca os vi em prantos
Quisera ter sua alegria
Dos pássaros, qual preocupação?
Um dia aqui, outro lá
A todos pertence o chão
O mundo é seu lar

Com sede, fome ou frio
Voar, seu maior labor
Aos obstáculos, um desvio
Vivem com grande vigor
Alguns vivem em ilhas
Com dedicação fazem ninhos
Defendem suas famílias
Não deixam faltar nada aos filhos
Seu cantar a cada dia
Galhos como divãs
Sem partitura a melodia
Nunca tristes as manhãs
Do alto podem ver
A grande natureza
Não sabem o dia de morrer
Nem tampouco o que é tristeza
Se eu pudesse voaria
Para todas as distâncias
Tempo não perderia
Quem sabe mais esperanças?

BRILHO

Todas as estrelas brilham
Mas nem todas aparecem
Cada uma com sua natureza
Conjuntamente resplandecem
Sua missão, irradiar luz
Para clarear o caminho
Que ao destino conduz
Podemos ser como elas
Abrir para os outros, janelas
E descobrir no interior
Seu maior valor
Para sempre brilhar
Não mais pré-julgar
Somente pelo olhar.

18/9/2013

ORGULHO MANCHADO

Gostaria de poder voltar a ser criança
Com aqueles que por mim também foram
Mas a vida no seu trilho
Fez um homem, meu filho
Contudo me sinto ilha
Estando longe minha filha

Só o lamento sobrou
Do pouco pai que fui
Agora o amor de fato flui
Do que a vida me ensinou

Triste penar
Por não sonhar
Com a cara no muro
Não percebi o futuro

Agora é só lamentar, OI!
De um tempo que se foi
Pra não mais voltar

Lamento o engano!

Tenho certeza de que muito os amo!

10/9/2012

TEMPO CRUEL

Tempo...
Meu sangue é composto
De glóbulos e melancolia
Expresso, quem sabe, desgosto
Daquilo que não queria
Tempo...

Tempo...
Bom seria se eu voasse
E para o começo voltasse
Em tudo aquilo que era
Antes de voltar a terra
Tempo...

Tempo...
Sentir o gosto da pitanga
Sobre a pinguela
Atravessando a sanga
Em rumo à cidadela
Tempo...

Tempo...
Ver todos no trabalho
Não me lembro do orvalho
Tudo era tão bonito
Até mesmo da Rosa o grito
Tempo...

Tempo...
Por que fazes isso comigo
Sendo meu inimigo?
Acaso és filho de uma senhora
E irmão das horas?
Tempo...

Tempo...
Me deste oportunidade
Até que idade?
Onde aquilo ou isso
Me desperta para o
compromisso
Tempo...

Tempo...
De sonhar, de poder ver
Meus sonhos perpetuar
E nos papéis da vida escrever
O que gostaria de deixar
Tempo...

Tempo...
Permaneça comigo
Quero continuar sendo
Seu bom amigo
Enquanto estiver vivendo

Tempo...

ALHEIO

Imaculada a alma dos que sofrem
Injusto o espírito atribulado
Dos seres humanos que sofrem
Daquele que permanece calado
Todos que vivem à margem
Do mundo marginalizado
Que errantes pedem passagem
Numeral globalizado
Sem forças para bater no peito
Esquecem seu direito
Gentes ou animais
Não sabes do que és capaz
A vida é uma falsa paz
Sobreviver, luta diária
Sociedade igualitária...
Pago pra ver
Outro amanhecer
Sem falsidade
Em toda idade
Do velho, a esperança
Ao sorriso de uma criança
Do cego que não quer ver
Fingem não perceber
A esperança contida
Dos que lutam para sobreviver

5/8/2013

NÃO PARE

Nessa viagem de ida
Muita coisa passa despercebida
Até mesmo a vida
Estando ao léu
Cobertos de véu
Destinados ao céu
Numa eterna oração
Variada é a sensação
Da busca pela solução
Como o sol continua brilhante
Inclusive para o pior semblante
Você, eu, nós, ele, semelhante
Caminhos a percorrer
Por instantes sofrer
Conquistar sem perceber
Na garganta um hino
Sentindo-se menino
Agradecido pelo destino
Em não parar de viver.

10/9/2013

IMPOSSIBILIDADE

Colorido sem cores
Muitas vezes matamos os amores
Por causa de nossas dores
Desistimos de sonhar
Quando paramos de lutar
Ao querer ir a um lugar
E não poder, pelo preço pagar
De um passado sem par
Refletido só no pensar
Enquanto percebo a vida passar
Quem sabe de pressa
Até mesmo devagar
Meu triste penar
Por não viajar
Muito contrito
Perco quase um amigo
Sem o sabor do figo
Nem a beleza da lua
Apenas a minha e a sua...
Rotina!

POESIAS

Não pense que minha poesia
É um mar
Pode até ser fantasia
Mas é possível navegar

Quem pensa que é engano
Ou até mesmo uma flor
Vários foram meus planos
Por vezes faltou amor

Meu coração se abriu
Como uma criança
Não entendendo o frio
Procurando quem sabe esperança?

A caneta foi a palavra
Como um agricultor que lavra
Plantando o que parece justo
Para não morrer de susto

Por vezes escrevi
Demonstrando o que senti
Das chegadas e partidas
Várias foram as vidas!

IMAGINAÇÃO ALÉM

Às vezes fico imaginando
Como será
Nos últimos momentos
Que eu respirar

Às vezes fico imaginando
Da vida que está passando
O que vou levar?
Será que continuarei amando?

Às vezes fico imaginando
Meu último olhar
Quem eu verei?
Pois aí não mais estarei!

Às vezes fico imaginando
Não terei mais meu chão
Nem brisa, nem frio, nem flor
Minha herança o caixão
Para sempre sem dor

Às vezes fico imaginando
Dos outros o lamento
Para alguns, um alívio
Nunca mais o convívio

E a história...
Fica para outro momento
Preencher o vazio?

8/5/2012

VISÃO

Na janela do mundo
Posso ver tudo num segundo
Até o que o olho não alcança
Só com a esperança

Na janela posso ver ela
A passarela
Posso ver Ele
O transcendente

Na janela do mundo
Não vejo só o chão
Mostrando a trilha
Mas também o que brilha

Na janela vejo a chuva
Que veio como uma luva
Contribuir com a criança
Para a sua bagunça

Na janela do mundo quente
Vejo o amor ausente
De tudo o que foi lido
Do meu amor perdido

Na janela do mundo sinto
cheiros
Das flores em longos canteiros
Da imponente floresta
Raios de sol nas arestas

Na janela, o tempo parou
O que passou, passou,
Não estarei lá para sempre
Com meu corpo presente

Na janela, vejo
Passando um cortejo
Morte, cavalos sem celas,
E o corpo frio sob quatro velas

Por isso veja
A lembrança que beija
Do fim da infância
Constante presença!

PODER DA FALA

Meu sacrifício
Passa pelo suplício
De querer ver
O que acontece
A quem tanto padece
Da premissa de injustiça
Que "os meus" sofrem
E não pelo que pretendem
Do verdadeiro
Antes o passageiro
Sem percalço
Nem sendo falso
Com silencioso Ai
Partindo de um pai
Que muito abala
Pelo poder de sua fala.

27/8/2013

SEMINÁRIO

A vida é um sentimento
A morte, um mistério
Naqueles tempos, saltério
Bom pensamento

Tudo bem nas entranhas
Salmo 8 na montanha
Tempo certo, pouco proveito
Cruz, martelo e torques no peito

Logo, perto um vale
Notre Dame de la Salle
Esse tempo foi-se embora
A lembrança, uma aurora

Poucos perigos
Muitos pareciam ser amigos
Agora, pensamentos, arranjos
Boa escola Santos Anjos

POR FAVOR, LEIA

Hah mal'ha un baha
Di spor son tar
Hil mur os ber
Per vul on zer
Ancla sen buhur
Pir zil matiaur
Zin zin zon mater
Tom ple maer zuter
Exsar parame viar
Trompsi muha biavar
Caltêm spor dir
Numsa scl Olkampar!
É assim que muitos me entendem!

SONHO E PARTIDA

Sonhar me faz andar
A um destino chegar
De tudo o que foi proposto
Com o suor no rosto
Verificando sempre
A situação presente
Como eterno caminhante
Que nunca desistiu
Desde quando partiu

NÃO CONSIGO!

Gostaria de estar contigo
Mas não consigo
Consigo sim!
Não consigo não!
Me esforço e não consigo
Fui muito ferido
Quando estava contigo
Até então...
Por causa do perdão, sou aflito
Gostaria de estar contigo
Pode haver tempo
Mas não consigo!
Quando será enfim
Só no fim
Suplício
Gostaria de estar contigo
Sentimento ferido, dor
Não consigo!
Qual a causa desta ação?
Até quando separação?
Gostaria de estar contigo
Tento em mim
Mas não consigo!

26/7/2012

PERGUNTAS

Do jeito que a coisa está
Logo iremos saber
Por que a água do mar
Não podemos beber
Nem por que no firmamento há tanto luzeiro
Se foi o ovo ou a galinha quem veio primeiro
Até mesmo por que tantos sofrimentos
Se na vida há bons momentos
Por que o vento vem e vai
Por que a chuva do céu cai
Se há tantos homens errantes
E por que precisam morrer sementes
Se a vida é como um balão
Às vezes no céu, outras no chão
Porque crianças exclamam ais
Por falta de pais
Por que o progresso na sua realeza
Destrói tanto a natureza
Por que o ter é mais importante do ser
Por que dizemos adeus
Se um dia voltaremos a Deus
São tantas as perguntas
Para uma mesma resposta:
O fim!

CREIO

Creio na vida e na morte
Creio no azar e na sorte
Creio nos que foram
Creio para que um dia voltem
Creio no sol
Creio na noite
Creio no farol e no bote
Creio na partida e na chegada
Creio na palavra escrita e falada
Creio na chance e na oportunidade
Creio na luz que me guia
Creio na escuridão que me para
Creio no amor que me aproxima
Creio no ódio que me mata
Creio na escolha que liberta
Creio na dúvida que me aproxima
Creio na indiferença que afasta
Creio no perfume que encanta
Creio na flor que diz: Te amo!
Creio no caminho
Creio no destino
Creio no construir
Creio no receber de graça
Creio na dívida
Creio no pagamento
Creio no coração
Creio na oração
Creio no beijo
Creio no tapa
Creio na mão que afaga
Creio na que diz adeus!
Creio no crente
Creio no ateu
Creio em você
Creio no "eu"
Creio no que creio
Creio no que busco
Creio no que não veio
Creio no além
Creio no aqui
Creio e vou continuar crendo?

22/9/2013

LEMBRANÇA ETERNA

Descobri que de sangue
Vem a sanga
Que corre em minha direção
E me dá tanta vida
Infância quase esquecida
Vim, quase morri
Mas bate forte meu coração
A água subiu e quase me levou
Não deu certo, aqui estou
Lembrança em mim permanece
Pequena Vila nunca apodrece
Arde minha língua
Desde quando criança
Bebi água, ideia confusa
Pobre vida não me usa
Olhos veem o que na cabeça a velha tem
Meu amor por você
Vale muito vintém
Não esqueço imagem pura
Velho casarão de cor escura
Papai na cascata
Construiu uma gruta
Água limpa, um fato
Num barbante um rato
Estrada estreita, ando apressado
Para sempre Deus Seja Louvado!

OBSERVAÇÃO

Contava eu as estrelas
Quando uma delas se perdeu
Quis saber o que aconteceu
Pois não podia perdê-las

Admirava seu brilho
Sabia de seu poder
Difícil não era ver
Nem admirar seu trilho

Para onde teria ido
Que caminho percorreu
Será que morreu?
Teria ela se desiludido?

Continuei observando o céu
Minha visão não chegava ao além
Ao meu lado estava alguém
Vivendo seu próprio léu!

PARA ONDE VAMOS

Por onde andamos?
E aqui chegamos!
Caminhamos
Sonhamos
Acordamos
Tornamos
Vivenciamos
Decepcionamos
Amamos!
Odiamos!
Vislumbramos
Planejamos
Sorrimos
Choramos
Imaginamos
Criamos
Ganhamos
Perdemos
Insistimos
Decepcionamos
Voltamos e...
Partimos
Para de novo
Chegar?

AGORA

O destino é um hino
Para o velho e o menino
O agora é uma bola
Já passou, não volta
O passado não remove
Nem mesmo o que morre
A questão é o agora
Como se fosse uma aurora
E o amanhã?
Depende do amanhã!

4/10/2013 13h25

NÃO É FÁCIL

Não é fácil ficar longe de você
Que bom que a vida ajuda a perceber
Pois a distância não existe
É o amor que faz não sofrer
Por mais que apareçam lutas
A união ameniza as labutas
Tudo se torna construção do ser
Amamos tanto que não queremos sofrer
Doamos nossas vidas
Esquecendo as nossas
Lembramos situações vividas
Visualizando as prazerosas
Quando estive quase no fim,
Você orou por mim
Mas nunca imaginou
O que o futuro reservou
É uma pena que nunca fiz uma ata
Para hoje perceber o que o destino desata
Quero muito e muito o ar
Não pretendo parar
Continuarei a amar
Para sentir a vida pulsar!

4/10/2013 1h01

SONHO DO PAPAI

Sob a brisa do encanto
Repousa um sentimento
Do olhar para o além
Da saudade de alguém

Do tempo da inocência
Da falta de consciência
De um mundo só de beleza
Sem espaço para tristeza

Dúvida no porvir
Sem saber para onde ir
Navegando até a ilha
Todos juntos, família

Fomos, tudo passou
E agora o que sobrou?
Parece que ruiu
Até mesmo o que se construiu

Mudou-se até de cidade
Acompanhou o tempo, veio a idade
No começo não havia atalho
Por vezes sem trabalho

Apenas um único ofício
Regado a muito sacrifício
Com vocação salutar
Esposa e filhos sustentar

Na união estável, desamor
Lágrimas, esperança e dor
Não pensava nada em si
Esperando dos filhos escutar:
"Papai, venci!"

PAI NOSSO DE TODOS

Pai nosso dos pobres
e dos abastados
Pai nosso dos justos
e dos injustiçados
Pai nosso dos retos
e dos tortos
Pai nosso dos vivos
e dos mortos
Pai nosso dos que amam
e dos que odeiam
Pai nosso dos que vivem
e dos que vegetam
Pai nosso dos que veem
e dos bloqueados
Pai nosso dos sorridentes
e dos desdentados
Pai nosso dos que sonham
e dos que vivem acordados
Pai dos pais
e das mães
Pai dos filhos amados
e dos abandonados
Pai nosso dos socorristas
e dos individualistas
Pai nosso dos lutadores
e dos derrotados
Pai nosso do juiz
e do advogado
Pai nosso dos limpos
e dos cagados
Pai nosso dos caminhantes
e dos alienados
Pai nosso dos líderes
e dos comandados
Pai nosso dos presentes
e dos fingidos
Pai nosso dos que descobrem
e dos que buscam
Pai nosso de mim
Pai nosso de tantas vezes
Pai nosso dos outros
Pai nosso sempre
Pai nosso... enfim
Pai nosso, que se faça a sua
vontade
Pai nosso, Obrigado
Pai nosso, Amém!

21/9/2013 14h

VOCÊ SUMIU

Precisei de você
Até quase perecer
Muito te busquei
Não te encontrei
Pensei: por que será?
Acaso só deveria lutar?
Senti a necessidade
De sua cumplicidade
Precisava seguir
E alguém para me ouvir
Bastava,
Me motivava
Questionei a admiração
A amizade, a dedicação
O pensamento, a lealdade
O sorriso e a amizade
Serão reflexos do engano
E da falsidade?

26/8/2013

INDAGAÇÕES

Por que estou vivendo?
Para que estou vivendo?
Para quem eu vivo?
Por que eu trabalho tanto
Se a vida pouco sinto?

Onde está a graça
Se nada é de graça?
O que tenho, mereço,
Se na vida tudo tem um preço?

Por que pagar tão caro
Se o ar que respiro
Não é raro?
Ser feliz é o que prefiro

Fazer o quê com o desalento
Não me acostumo com o
sofrimento
O que tenho, não quis
O que quis não tenho

Tempo a tempo
Dia a dia
Hoje sou lento
Na minha alegria

Não sou mais criança
Sem perder a esperança
Preciso de uma cartilha
Sem tornar-me uma ilha

Tudo o que vejo
Pode não ser um desejo
Ao perceber tristonho
Pergunto: por que o sonho?

ALMA QUE SOFRE

Alma que se mantém alva
No sentir que acalma
Na paixão que aproxima
Que eleva acima
Do meu máximo,
Amor
Alma que não vejo
Mas que te desejo
Flutuar no ar
Sem pensar
Só olhar
Amar,
Alma que sustenta
Meu pensamento
Amestrado no peito
Com defeitos
Coração
Alma requerida
Pela própria vida
De uma paixão vil,
Capricho sutil
De quem ama!

ALTERIDADE

Somos eternos sofredores
Num mundo de quem
observa as dores
Divido meu ar
Me colocando em seu lugar

Evitando os pré-conceitos
Não saberemos os efeitos
Me desperta a alteridade
Independente da idade

O outro não sei quem é
Mas não é um qualquer
Acima ou abaixo do plano
O outro é um ser humano

Eu te amo e te respeito
Independe do que há no peito.

LUZ

Luz que me conduz
Que ilumina e seduz
Aparece e desaparece
Com o infinito, resplandece

Que mostra e ofusca
Quem uma saída busca
Que mente e reflete
A verdade como baluarte

Luz que aquece e faz frio
Se espelha pelas águas do rio
Que clareia a infância
Da quase fatal infância.

SOLO A LA PLAZA

Bienvenido a un lugar
El no existe
Pero está
Un lugar solo mío
Solo tuyo
Que me hace pensar
Bien y mal
Lugar de soledad
Y pensar
Me hace soñar
En el presente
Y no que no existia
Pero me hace existir!

NA RUA

Rua que é rua
Não é minha
Nem sua
Rua com ou sem lodos
E que passam todos
Projetada ou sinuante
Imóvel, curta ou distante
Que não leva
Nem trás
De mover-se incapaz e
Que a chuva lava
Sua função é aguardar
Para se possível
O mundo por ela passar
Apontando o caminho
Ao velho e ao menino
Nas costas, o passado
À frente o inesperado
Nas margens, por vezes a dor
Ao centro uma ou outra flor
Várias vezes caminhei
Sobre ti
Contando tudo o que senti
Caminhar ou correr
Depende da pressa
Cuide-se para não morrer
Mesmo que o hoje
Lhe pregue uma peça
Na rua.

1/3/2014

EFEITO DO DEFEITO

Apontado o diagnóstico
Da busca constante da superação
Herdado, quem sabe maldição
De algo que não era lógico
Meu pensar estava em lavas
Eu sabia que lá estavas
Pouco tempo para mudar meu
pensamento
Mas o ato propiciou
E em questão de segundos
Algo de novo mudou
Era o efeito
Que escondia o defeito
De uma crença
Para não dizer doença

SEMPRE

Sempre pensar antes de sentir
Nunca parar ou desistir
Apenas seguir...

7/2/2014

SUPERAÇÃO

Campos floridos
De sonhos esquecidos
Sonhos são bons
Mesmo sem cores
Vivendo amores
De vários tons
Ao amanhecer cruel
Lembro-me fiel
De qual o benefício
Do meu suplício
Em sempre sonhar
Poder contemplar
A arte de viver
Não pensando em sofrer
Apenas deitar
Mergulhado no amar
Do fato de ser
Mais um
Não um bebum
Com muito prazer!

28/5/2014

QUE BOM QUE ERA

Enquanto eu era inocente
Inocente vivia
Tudo parecia fantasia
Presente, real
Às vezes acordado
Outras vezes dormia
Nunca mal-humorado
Sempre sem aval
Mas vivia
Encontrava motivos para sorrir
Onde não existia
Criava fantasias de coisas não
ensinadas
Ensinava coisas não aprendidas
Percebia o que não era real
Só o imaginário.

Que bom que era
Quando éramos só crianças!

EM ALGUM LUGAR

Em algum lugar encontraremos um tempo, mesmo que esse
tempo não nos encontre.
Esse lugar será concreto, sólido, real.
A fantasia fará parte somente do passado.
A realidade nos fará apenas sorrir.
Os planos não serão necessários.
Os sonhos acontecerão sem precisar deitar ao travesseiro.
A fome será saciada pela paz.
A guerra, somente uma palavra no dicionário.
As estradas sinuosas serão construídas para mostrar algo logo
adiante.
As flores surgirão de acordo com a vontade de seus olhos,
já os espinhos continuarão existindo para a defesa de cada
espécie.
Os beijos não serão mais roubados.
As mensagens serão por fumaça não poluente.
O ar terá sabor agradável.
No céu cada milhão de estrelas terá um único dono.
Os pais serão ídolos sem jogar futebol.

As mães serão pérolas valiosas.
Os filhos agradecerão pela vida.
Os velhos, vistos como quem irá partir para mais perto... de Deus.
Tudo valerá muito a pena.
Ainda, neste lugar, ninguém verá o outro como diferente,
e sim como complemento, extensão de nós mesmos.
As cores da pele serão para decorar as diferenças,
já que os corações têm a mesma cor.
Não será mais preciso ter fé, pois o mistério será explicado.
Não haverá comércio, nem de coisas, nem de pessoas, nada de lucros.
A moeda será o ajudar.
Sobras, só de amor.
Os dias serão eternos.
A saudade será substituída pela presença.
Nesse lugar todos poderão dizer:
— Que bom que eu existo!

PÁTRIA AMADA

Pátria do meu encanto
Que para mim é um espelho
Tremulando com o branco
E ao lado o vermelho
Simbolizando um chão
Marcado pela emoção
Daqui muito distante
Sua história
Manchada de sangue
E muita glória
Várias vezes invadida
Quebrada, destruída,
Retratos nas canções
Verdadeiras emoções
Permanecendo de pé
Por meio de sua fé
Ao lado e com Deus
Protegendo os filhos teus
Quando lá estive
Quase não puder rir
Na memória, longo filme
De quem um dia teve que partir
Para uma nova terra, vil
Ressuscitando no Brasil
Um novo sonho, nova era
Destruído pela guerra
Crianças e velhos
Confiantes nos evangelhos
Tendo sobre a terra, sua lida
Das sementes, revivida
Discriminado, quase ilha
Fortalecidos em família
Construíram sua dignidade
Em quase toda cidade
Com trabalho e altivez
Impossível não encontrar um polonês
Alguns com zelos nobres
Outros com opróbrio
Manchados seus sobrenomes
Por erro no cartório
Aconteça o que acontecer
Aqui ou em outro mar
Saibam que enquanto eu viver
Quem sou não vou negar
Desde quando sem dente
Continuarei descendente
Com muita nobreza
Ninguém foge de sua natureza.

SERVIDO NUMA BACIA

Me contento com a fantasia
Que me vem vazia
Servida numa bacia
Sem me causar azia

Porque a vida é uma fantasia
Nunca chega vazia
Servida numa bacia
Pode causar anestesia

E no amor acontece fantasia
Causando euforia
Servido numa bacia
Vale a pena como cortesia

Na amizade usa-se fantasia
Com quem faz companhia
Servida numa bacia
Evita com certeza apostasia

Na crença, pura fantasia
Acredita-se em utopias
Servida numa bacia
Leva o povo à idolatria

27/6/2014

ACRÓSTICO

Silêncio... Escute o silêncio!
Inconsciente, sem palavras
Leve e cativante como um suplício
Veja, as intenções não claras...
Importante é ouvir
No momento parar e
O mágico silêncio escutar!

29/6/2014

REVOLVA A TERRA

Revolva a terra
Da planície à serra
Espere a chuva e a neblina
Que desce da colina
E vem repentina
Regar o meu amor
Daquela flor
Que não entreguei
Mas que te amei
E não fiz
O que quis
Apenas tentei ser feliz
Sem mágoa
Saciado pela água
Da paixão
Que como um torrão
Esperou firmar a raiz
Da semente jogada
Que morreu apaixonada
Quase salva por um triz
Por um anjo alado
Que distanciou do seu lado
Para no tempo
Antes da colheita
Da luz perfeita
Do teu olhar
Que nas noites de luar
Pensou em mim...
Revolva a terra...
Com esperança do reencontro!

7/7/2014 22h

SÚPLICA

Gritei com toda a força
Para que minha voz rouca
Chegasse até o firmamento
E que Deus ouvisse meu lamento
Estou suspenso
Alto do chão
No pescoço um lenço
E um contador na mão
Estou parando de olhar para cima
Há pouco fruto em minha vindima
Para outros acontece
Para mim só parece
Cessaram minhas preces
Parece que não me escutam
Suplico até mesmo em choro
Quero ser atendido. Socorro!
Por que tardas a chegar, meu sonho?

3/9/2014 19h29

SERPENTES

Na escuridão da confiança, podem conviver pombos e serpentes. Uma vez o cesto aberto, os pombos da confiança voam, restando apenas as serpentes da traição.

HORA DA DESPEDIDA

Não quero estar na hora da despedida
Cruel e bandida
Que em meu peito causa ferida
Não quero dar aos meus olhos
O amargo das lágrimas
Só o perfume do melhor óleo
Que ameniza, tornando mínima
A majestosa sensação
De te perceber perto do coração
Como um amigo
Que esteve e estará contigo
Neste mar chamado amizade
Que partilha pela vida a cumplicidade
Dos momentos de longos sorrisos
E dos sonhos produzidos
Pelos dias de convivência
E diária sobrevivência
Não quero estar
Porque sei que vou chorar
Em saber
Que amanhã posso não mais te perceber
Ao meu lado
Depois da despedida!

30/10/2014 23h28

CAMINHO E SAUDADE

Coloque sua mão sobre meu ombro
E siga-me
Tenho algo a te dizer:
Me acompanhe!
Sabe aquele caminho que seguíamos?
Foi infame!
A paisagem era linda
Deslumbrante!
O caminho era sinuoso e penoso
Cansante!
Aquela casinha sem cor e o lago à direita
Nada atraente!
O cantar dos sapos e pirilampos
Intrigante!
Começávamos a andar e sempre chegávamos
Desafiante!
Eles sempre nos recebiam com amor
Sorridente!
As noites sob a luz de velas
Incandescentes!
Todos em silêncio
Permanente!
Cada qual em seu lugar
Permanente!
Um dia a viagem terminou
Eternamente!
A estrada da vida é a mesma
Outros caminhantes!
Deles ficou a saudade
Semblantes!

20/10/2014 8h20

NOSSO POVO PATRÍCIO

Com os olhos para o alto
E os joelhos no chão
No balanço do porão
E o mar como percalço

Vieram como um vício
Nossa gente, povo patrício
Com mãos calejadas
E famílias abraçadas

A esperança sobreposta
E a fé em Matka Boska*
Deixaram na Polska** raízes
Para no Brasil serem felizes

A propaganda falava isso
O novo mundo, um paraíso.
Encontraram inúmeras dificuldades
Frustrando felicidades

Não existindo nova era
Trabalhando na nova terra
Construindo sua casa
No Brasil perpetuaram nossa raça!

** Nossa Senhora*
*** Polônia*

A ROPA NO VARÁ

De um certo tempo pra cá
Parei para observá
O que o vento faiz
Com a ropa no vará
O que nóis não é capais
De de graça a ropa secá
Se o vento é fraco
Mais tempo vai levá
Se é forte logo tá seco
É só observá

A omanidade assim está
Pindurada num vará
Se o vento é fraco ou forte
Não sabe onde vai pará
A vida é muito interessante
Umas demora
Otras para num instante
O que fazê de minha vida
Para sê importante?
Por isso gosto da ropa estendê
Pra pará e comigo vir
O mistério procurá entendê
E cada momento sorri
O que o vento faiz, nóis não é capais!

SE EU NÃO SEI

Se eu não sei quem sou
O que vou procurar?
Se eu não sei quem sou
O que me moverá?
Se eu não sei quem sou
O que vou esperar?
Se eu não sei quem sou
O que poderei sonhar?
Se eu não sei quem sou
O que devo perguntar?
Se eu não sei quem sou
O que vai me interessar?
Se eu não sei quem sou
Onde irei parar?
Se eu não sei quem sou
Por onde vou começar?
Se eu não sei quem sou
Devo por acaso recomeçar?
Se eu não sei quem sou
Com quem irei andar?
Se eu não sei quem sou
Aonde vou chegar?
Se eu não sei quem sou
Deus irá me abençoar?
Se eu não sei quem sou
Alguém poderá me ajudar?
Se eu não sei quem sou
Quem eu serei?

21/5/2010

CORAÇÃO DE PEDRA

Meu coração é de pedra
Não sei quanto tempo faz
A alegria por vezes já era
O que preciso mesmo é Paz

Todos os dias aflito
Cada dia que passa à mercê
Espero por você, amigo
Procuro, espero, cadê você?

Um dia vem
Outro torna a aparecer
Penso no bem
Chega o anoitecer

Sei da solução e de esperar
Ao apelo do amor devo voltar
Mesmo a pedra dura, um dia
Amolece pela força do mar

Quase tudo tornará alegria
Calma, prudência, continuar
Para tudo há solução
Sinto pesado meu coração.

5/10/2010

MEUS PENSAMENTOS

Meus pensamentos
Fazem viagens
De difícil contagem
Meus pensamentos
Vão e voltam
E até revoltam
Meus pensamentos
Têm crenças e descrenças
Meus pensamentos
Sobem bem alto
E andam no planalto
Meus pensamentos
Matam e dão vida
Participam na despedida
Meus pensamentos
Edificam e destroem
Meus pensamentos
Me fazem sentir
E me despir
De meus pensamentos.

7/11/2014 10h15

OS PENSAMENTOS

Nem sempre em ordem
Ou alinhados
Mas pelo menos na desordem
Soprando como os ventos
E nunca perfilados
Por vezes destroçados
Formam na inocência
Constroem, fazendo consciência
Puramente parte da lida
Aos que procuram entender
Pelas dores da vida
Um bom sentido de ser.

MALDITA NEGAÇÃO*

Maldita negação
Dos que carregam na alma a escuridão
Sabendo quem são
Insistem em dizer não
À primeira nação
Daqueles que vieram na embarcação
Que encontraram na oração
Força para manter no coração
Vários sonhos, pouca ilusão
Foram e são ainda hoje nossos irmãos
Orgulhe-se da vida a pulsação
Tudo é história, emoção
Vem comigo, me dê a mão
Conserve nossa origem, cidadão!
És fruto do tempo certo, temporão?
Mais de mil anos cristãos
Eles lutaram, batalhões
Tornaram-se heróis, uma multidão!
Para por fim a paz mostrar seu clarão.

**Uma referência aos que continuam com vergonha de dizer "eu sou polaco".*

3/11/2014 21h34

ETERNIDADE

Minha vida, uma opção
Daquele que é um mistério
Que tem nas mãos o magistério
Do início, do meio, do fim
E sustenta
Dizendo sim
Com sua vontade alimenta
O viver
Ordenando também
O morrer
Como um eterno amém

O aqui e o agora
A todo aquele que ora
E ao que não crê
De branco, cor rosê
Que boa vida!
Mesmo na lida
No sorrir
E chorar
Vale a pena
A eternidade será pequena!

3/11/2014 22h01

TUDO COMO VERDADE

Criança, um ser
Uma única esperança
Sua missão: brincar
Perceber o mundo de alegria
Vivenciando mil fantasias
Só pelo prazer de imaginar
Sem nada preocupar
Dia a dia, sem tempo
Só o encantamento
De viver a vida
Sem maldade
Tudo como verdade!

4/11/2014 13h56

FOLHAS

Folhas, folhas verdes
Embaladas pelo vento
Parecem ter sentimento
Venham e vede:
Elas se curvam
Para não quebrar
Pouco tempo duram
De um lado para o outro
Mesmo que frágeis
São ágeis
Quando acontece o encontro
A esperança enaltece
Pelo verde significado
Dizendo: Não fique parado
Estás enraizado
Sustentado pelo sol
Que está sempre em prol
Do fruto que há de vir
Num breve ou demorado porvir
Não importa
Deixe-se levar
Como as folhas
Voltando ao seu lugar
Fazendo escolhas
E não deixando de amar.

6/11/2014 18h50

OUTRA MANHÃ

Tenha calma, minha alma
Tenha ânimo, meu desânimo
Não pese nem sofra
O hoje se finda
E a manhã será outra!

20/10/2014 12h05

SER O QUE SOU

Mal interpretado
Incompreendido
Solitário
Cabisbaixo
Como em grande altura
Querendo apenas viver a cultura
Sem este sentimento
Parece que não há chão
Contagiado pela paixão
E este parece ser o firmamento
De amar com garra
Sua origem polaca
É triste não poder
Nem ao mesmo viver
Pois tudo encanta
Até o que não se canta
Viver obcecado
Pelo passado
Não vivido
Despercebido
Aos poucos tudo se vai
Ser o que sou, isso me atrai.

6/11/2014 23h17

PÉTALAS CAÍDAS

As pétalas caídas das flores
Às quais juraste mil amores
Me fizeram chegar ao cume
Sentindo delas o perfume
Várias emoções
E angelicais canções
Espalhadas, coloriam o caminho
E lado a lado, juntinhos
Seguíamos ao horizonte
Rumo à mesma fonte
Do desejo
E do ensejo
De respirar o mesmo ar
O sorriso espalhar
E chegando ao fim
Perceber a vida como um jardim
Feito pelas mesmas flores
Que me deste
Jurando mil amores.

19/11/2014 21h45

CONVITE

Com tantas distâncias por ai
Esqueça-as
E venha para perto de mim, sim?

16/12/2014 20h31

O SOM

Ouça o som do campanário
Que está sobre ou ao lado da igreja
Sem se importar com o cenário
Nem qual Deus seja
Seguidamente avisa
Com a mesma melodia
É quase hora da missa
Com sinais de alegria
Onde a comunidade se reúne
Para ouvir e cantar
Pela mesma fé que os une
Podendo a vida celebrar
Seu som se espalha pelo horto
Muitos prestam atenção
É um aviso: Temos mais um morto
A ele faremos oração
O mesmo compasso e timbre
Não por tempo prolongado
A mensagem sempre firme
Acreditar, ter fé, eis meu legado
Em seu coração faça louvor
Por pouco que seja o instante
Existe sim um Supremo Criador
Que nosso entendimento transcende
Ouça o som
Pode ser do coração.

26/11/2014 13h45

BRAVOS

O cheiro do pelego
Tem que cheirar a cavalo
Que pelo embalo
Demonstra aconchego
Pelo peão, pelo pago
Que no lombo do animal
Leva e traz
Hoje a mensagem da paz
Dos que em tempo ancestral
Guerrearam em meio à poeira
Demarcando fronteira
Com armas em punho
Protegidos pelo amém
E o vento redemoinho
Mulher, criança, homem
A luta é constante
Eterno é o Rio Grande!

1/12/2014 22h10

CONTINUAR A JORNADA

Quem segue o caminho reto
Por vezes não percebe o quanto é belo
É como o perfume da flor
Que sentimos, mesmo ela distante
A presença, quem sabe irrelevante,
Importa-te em seguir
Deixa um legado
A todos que fizeste sorrir
Aos que estiveram ao teu lado
A vida sendo estrada
Com buracos ou asfaltada
Vale a pena
Nossa existência não será pequena
Se soubermos enfrentar
Construir nosso caráter
Tendo o mundo como lar
Ser e não parecer
Conjugar todos os verbos
Suportando os desertos
Do fim dos dias
E da aurora
Das estrelas luminárias
Do sol de toda hora
Sempre de olho no mapa
Continuando a jornada!

26/11/2014 14h50

DIZEM POR AÍ

Dizem por aí que esse tal de amor
É um dos mais belos sentimentos
Como terei tanta certeza se é um sentimento?
Como pode ser belo se causa dor?
Me parece ser um deus
Não o vejo, mas existe
Sustenta e resiste
Faz parte até para os ateus
Dizem que devemos carregar
E na prática amar
Deve ser fiel
Mesmo parecendo ser fel
Não seria, quem sabe, paixão
Que por vezes nos falta o próprio chão?

Ah! o amor!
Como engana!
Bom se fosse nossa cama
Para o descanso
E o prazer
Nas desilusões um balanço
Um eterno entardecer
Dizem por aí...

7/12/2014

SER UM PASSARINHO

Léguas e léguas sem caminho
Voa e voa o passarinho
Vai e volta sem casa
Bate e bate sua asa
Pula e pula em vários galhos
Come e come frangalhos
Enfim... também terá um fim
É um ser, merece viver
Diversos, várias cores
Sem dores
Livres e presos
Com desejos?
Em que igual aos homens?
Não tem preocupação
Existir, única ação
Cantar e cantar
Ausente a necessidade de sonhar

Gostaria de ser um passarinho
Sem amor, sem carinho
Só voar sem rumo
Na luz, longe do escuro
Ir longe
Não pensando no hoje
Apenas ser
Enquanto viver.

1/12/2014

MANHÃS DE ESPERANÇAS

Minhas manhãs de cor azul
Que surgem cobertas de véu
E os meus olhos
Contemplam o infinito do céu
Me avisando que do lado sul
Não há frio
Só sonhos
E a luz que arde com o calor
Nos aquece
E fortalece
Enchendo-nos de temor
Como a certeza da flor que se
tornou romã
Que depois de cada manhã
Surge um novo amanhã.

12/12/2014 00h24

NAVE

Nave que me leva para o alto
Como uma ave
E que me lava
Com a lava de um vulcão
Me distanciando alto do chão
Sempre para cima
Como uma sina
Rumo às estrelas
Que nas noites paro para vê-
las
Brilhar
Com olhos e alma
A sonhar
Fazendo com que a vida
Continue a pulsar
Enquanto eu sonhar
Rumo ao infinito
Do belo e bonito
Momento
Da verdade acompanhada
De eternidade

15\12\2014 00h02

LÁGRIMAS

Lágrimas, por que insistem em voltar?
Me parece terem nascido do fundo do mar
Lágrimas, por que continuam a cair?
Calma! Tenho que ir!
Lágrimas, estranho é o teu gosto
Não são só por desgosto
Lágrimas, sintoma de alegria
Sintomas de saudade e de nostalgia
Lágrimas verdadeiras
Por vezes derradeiras
Lágrimas naturais, espontâneas
Lágrimas de partidas
Ou quem sabe fingidas
Lágrimas como chuva, temporal
Lágrima medonha
Delas não tenho vergonha
Lágrimas que não me escondem
Mesmo sendo homem!
Lágrimas de agradecimento
Do verdadeiro sentimento
Lágrimas por amar e poder dizer:
Muito obrigado a quem as fez acontecer!

18\12\2014 16h15

ONDE NASCI

Sou do oeste, do norte
Nasci na pequena Alpestre
Por isso juro e dou fé
Sou do Saltinho do Café
Poucas belezas mil
Ao contrário deste maravilhoso Brasil
Onde viviam muitos polonos
Tendo como profissão colonos
A maioria pobres, sem ganância
Foi lá o começo, minha infância
Minha casa não tinha tranca
Bem do lado de uma sanga
Que com o pouco que chovia
De água enchia
Meu tempo lá foi sem demora
Nunca entrei naquela escola
Lembro das tábuas flutuarem
E sobre elas, sapos pularem
Quanta água foi bebida
Depois daquela erva mordida
Dolorido momento, deslúcido
Quando brinquei com meu prepúcio
Da Sabina que queria seu bebê desmamar
E em seus seios graxa tinha que passar
A ferraria do Angélo
Que o ferro aquecido dava forma
À custa do martelo
Não me lembro de tudo, não importa
Lá vivi, lá pude respirar
Já pedi que quando morrer
Lá quero voltar!

22\12\2014 23h26

SEM PROPÓSITO

Se você não tem um propósito
É como estar quebrado!

REFLEXÃO PROFUNDA

Só a ideia de um dia não fazer mais parte
deste mundo
Me faz estar em outro mundo.

27\12\2014 2h57

ANDANDO NA CHUVA

Hoje andei na chuva
Que para mim desceu como uma luva
É claro, a chuva
Me desculpe o trocadilho
Pensei que deve ser bom ser um andarilho
Sem precisar andar "no trilho"
Apenas ir
Nunca vir
Pode parecer um desafeto
Não possuir um teto
Na chuva o clima era ameno
Não sou moreno
Mas carrego algumas manchas escuras
Algumas visíveis, outras obscuras
Caminhar na chuva pode doer os pés
Mas te ajuda a refletir em quem tu és!

30\12\2014 17h40

CADA DIA

Reflexos da memória
Como um flash de luz
Me fazem lembrar de minha história
Que atualmente me conduz
À reflexão
De muitas coisas que vivi
E que fazem parte do cenário
Várias lições aprendi
Todos, e cada dia é um aniversário
Pelo menos enquanto existimos
Se com tristeza ou quando sorrimos
A vida é uma beleza!

10\1\2015 16h

KATY

Menina do sorriso encantado
Porém com o cabelo mal cortado
Semblante naturalmente risonho
Quais seriam seus sonhos
Se a vida contigo não teve capricho?
Buscas comida no lixo
Para sobreviver
Ou quem sabe dizer
Que a humildade
Também leva à eternidade
Suas esperanças não são poucas
Mesmo vestida com sujas roupas
Se eu pudesse te adotaria
E com amor certamente
Seu olhar me agradeceria!

18\1\2015 13h

BANCO DA PRAÇA

Sou mais um cidadão
Em meio à grande multidão
Que quando cansa
da esperança
Senta num banco da praça
Só, quase sem graça
E as pessoas continuam andando
Não percebem que estou pensando
Aproveitando a brisa fria
Que no aconchego causa alegria
Mesmo que breve seja a parada
Neste mundo
Límpido e imundo
Do qual fazemos parte
Como se fosse uma arte
Onde todos contemplam
Até mesmo os que, no banco da praça
da vida sentem graça
Enquanto, devagar, a vida passa.

SONO DOS SONHOS

Ao me deitar fecho meus olhos
Relaxo meu corpo
E torno meus sonhos sólidos!

19\4\2015 16h

EXPECTATIVA

Ouço um som como de galope
Sinto o chão tremer
A emoção é muito forte
São vocês, meus amigos, vindo me ver?

22\4\2015 19h30

OH VIDA!

Água que não me afoga
Ar que não me sufoca
Fogo que não me queima
Terra que não me finda
Vida que me vive
Esperança que me alimenta
Hoje que não dou importância
Amanhã toda inocência
Futuro que não conheço
Projeto em que não me sinto incluso
O concreto sempre confuso
Não sei se mereço
Porém sem insulto
Ainda espero como num culto
Poder te louvar, Oh Vida!

23\5\2015 14h37

SAUDADE

Neste momento apelo pra minha mente
Invoco a emoção
E o coração
Que por meio desta expressão sorridente
Seja um bom sinal
Da vontade fraternal
Que tenho dentro de mim
Qual um florido jardim
De beleza gratuita
Criada por uma força infinita
Que te procura
E te encontra
Nesta proximidade
Chamada Saudade!

27\5\2015 21h

LA EMOCIÓN

En medio a la emoción
Siento un gusto de pasión
No es de sufrir
Es de sentir
Que en mi pecho
Hay un corazón
Lleno de sentimientos
Y preocupación
El rancor aleja
Quien está cerca de nosotros
De pronto! Basta!
Sufrir no permite vivir
Em cuanto nuestra vida passa!

RESPOSTA DA CARTA

Fiquei sem nenhuma palavra
Senti vazia minha mente
Creia, é o resultado da carta
Imensamente contente
As palavras, uma surpresa
Devastadoras como uma correnteza
Me pareceu estar por um fio
A proposição, o desafio
Será como um espelho
É uma luz, não ignoro
Tem força e elegância
Como um meteoro
Reflexo de sua inteligência
O meu ego foi lubrificado
Com finos óleos
Sempre fiquei encantado
Com a beleza de teus olhos
A postura me impede manifestar
A pequena distância
Favorece o contemplar
Mesmo que a instância
Seja de ensinar!

20/7/2015 11h55

ANDEI PARADO

Andei mesmo parado
E cheguei a um lugar encantado
Foram centímetros
Entre mim e a realidade
Sem perímetros
Só a vontade
Caminhos e caminhos, estradas
Meu sonho e desejo, viajar
Por paisagens à beira do mar
Respirar o ar mais puro
Pisar o chão duro
Olhar para o céu
Contar as estrelas
Percebendo a magia
Que aproxima nas noites frias
Um do outro com mais carinho
Andando no mesmo caminho
Mesmo parado!

20/7/2015 16h08

IRMÃO FELIPE

Hoje, perto do meio-dia
Senti uma imensa alegria
Meu amigo, irmão Felipe
Veio me visitar
Na hora, um forte abraço pude dar
Em poucos instantes perguntei
O porquê, não sei
"E essa barba branca?"
A resposta, imediata, franca
"Tu não sabes? Estou com câncer!"
Fiquei mudo, sem nada dizer
Em meio à alegria do reencontro
Minha surpresa, meu espanto
Minutos depois, não pude suportar
Não aguentei, tive que chorar
Era a emoção
Câncer no rim e no pulmão
Saiba! Sinto muito, meu irmão!
Me falou junto aos seus
Isto foi coisa de Deus
Já faz um ano
Não me pareceu desengano
Comecei a refletir
Porque isso acontece
Com alguém que gosta de sorrir
Justo não me parece
Continuou ele: Estou em tratamento
Difícil para mim é aceitar
Outros no lugar dele deveriam estar
Rapaz novo, na flor da idade
Vivo, buscando a felicidade
Permanecíamos afastados
Como se estivéssemos isolados
Sabendo que nossa aproximação
Foi por meio da educação
Agora preciso firmar ainda mais meu pé
Ficar convicto da plena cura
por meio da fé.

25/7/2015 13h40

O SILÊNCIO DE UMA NOITE ESTRELADA

É na noite que o céu
Se veste de fino véu
Apresentando-se desnudo
Mostrando mesmo no escuro
Todas as certezas
Acompanhados das estrelas
Na noite a magia acontece
A minha e a tua paixão florescem
Ergo meus olhos, contemplo o luar
Mas não me deito
Sedento em amar
Sentindo no peito
Esquecendo a idade
Encantado pela luz
Limitado na eternidade
Aproveitando o momento
Que te seduz!
Deite-se nua na relva
Abra teus braços
Rodeada apenas pela selva
Sedenta de abraços
Suporte a emoção
Deixe à vontade teu coração
Aproveite, escreva um verso
Em homenagem ao universo
Presente dentro de você
Infinito, maravilhoso como o céu cheio de estrelas que não se vê.

8/8/2015 12h45

QUANDO CAEM AS FOLHAS

Natureza, tu me encantas
Nesta estação
Quando caem folhas das plantas
É uma emoção
Um fenômeno de valor
Certamente é natural, não causa dor
Acontece o renovo
A vida do vegetal
Manifestando o novo
Em harmonia com o animal
Pelos galhos
Que em frangalhos
Dão um aviso
Por meio das flores
Renovar é preciso
Inclusive os amores
Observando em agosto
Que logo teremos gosto
Quando surgirem as frutas
Que nossas quedas pelas lutas
Fazem parte da história
Independente da vitória
A vida continua
Como as folhas que caem
Deixando espaço
Na fase da lua
A todas as folhas que saem
Ofertadas como um abraço
Transmitindo uma mensagem
De passagem
Até a próxima estação
Quando renovarei minha emoção!

9/8/2015 11h

QUANTA CHUVA

Quanta chuva, chuva chata
Que não para a chuva
Que chuva vadia, dá preguiça, a chuva
Parece que nunca muda, a chuva
Intensa ou calma, sempre molha, a chuva
Hidrata a terra, mas também mata, a cruel chuva
Nos prende em casa esta justa chuva
Nos leva para a cama, esta amante chuva
Renova nossa esperança de ver o sol, depois da chuva
A saudade, a lembrança e o tédio vêm com a chuva
Repito: Quanta chuva, chuva chata
É a lágrima de Deus, a chuva
Não de tristeza, mas de vida, a chuva
Não tão chata, esta chuva!

15/7/2015 9h46

ESTE MUNDO

O mundo que eu quero
É o mesmo que espero
Com bons ares
Sem tantos males
Este mundo não será sincero
Como o Deus que venero
Será com certeza diferente
Aumentando a temperatura, mais quente
Mundo apressado, alucinação
De vários tipos, poluição
Com tristes e contentes
Poucos se sentindo gente
Mundo em que a vida
Continuará despercebida
Como um vulto
Priorizando o lucro
Este mundo bom é só querer
Conscientes, todo tipo de vida proteger
Não é difícil sonhar
Você, eu, preservar
Este mundo permanece, o resto passa
Nosso planeta é como uma casa
Se eu não cuidar
A vida humana pode acabar!

10/3/2015 15h13

CASA BAGUNÇADA?

Toda casa tem sujeira
Coisas fora do lugar
Em cima dos móveis, poeira
Mas é um lar!
Posso considerar até normal
Quem vive em casas não é animal
O que tem ou deixa de ter
Não influencia no seu ser
Tudo o que você tem e eu tenho
É fruto de muito empenho
Sinta-se bem
Com aquilo que você tem
Alguns vivem de aparência
Esquecem a verdadeira essência
O que é mais importante?
Ter as coisas ou se sentir gente?
O lar é para viver
O material é ilusão
Te prende como prisão
Custa muito perceber?
Na tua casa quero me sentir à vontade
Te dar um abraço, matar a saudade
Não ficar calado
Muito menos tirar o calçado!!!

12/8/2015 23h14

CAMPEÃO

Campeão, campeão
Até então
Era todo aquele que vencia
Uma verdade que se dizia
Para vencer
Precisa amor
Sem perecer
Esquecendo a dor
Mas como fica
Todo aquele que apenas participa?
Só o fato de competir
Não é motivo para sorrir?
Faz parte da emoção
O empenho e a dedicação
Independentes do resultado
Sentir-se bem é um aliado
Nada ao léu
Com ou sem troféu
O importante é que você participe
Nesta ou naquela equipe
Participar, uma virtude
O resultado: uma excelente saúde!

12/8/2015 22h31

BRINCADEIRAS ANTIGAS

Antigamente era tudo mais divertido
Se fazia coisa errada ficava de castigo
Não existia tanta violência
A regra geral era a obediência

O trabalho era todo na roça
Andava-se a cavalo
Nos pendurávamos no cipó
que tinha lá no mato
Íamos de carona na carroça

Pouco se sabia dos acontecimentos
Aproveitava-se bem o tempo
Não se escutava: Eu te amo! Só sentimentos
O potreiro era nosso campo

Em toda brincadeira
Muita criatividade
Não era poluído o rio
Pé no chão no inverno frio

Nossa roupa xadrez, várias cores
A família principal dos valores
Nossos pais foram pouco à escola
De saco plástico a sacola

Entre as crianças, companheirismo
Não se manifestava, só o machismo
Lembro das meninas, a boneca
Os meninos jogando peteca

Triste era ir à patente
Sempre distante
Não tinha papel higiênico o tio Hugo
O jeito era apelar para o sabugo!

PRECE

Meu Senhor e meu Deus!
Não só meu
Mas também teu
Que tudo fez e tudo prometeu
Acolha todo aquele que se perdeu
Abençoe aqueles que acolheu
Do gentio ao judeu
Do crente fervoroso ao ateu
Este mundo é todo seu
Do firmamento ao beleléu
Da terra ao mais alto céu
Da morada de luxo ao que usa chapéu
Para fim de contas sabermos
Que fostes vós quem nos escolheu!

30/7/2015 20h35

É SEXTA!

Ai, que canseira
É sexta
Nem fiz a feira
Só trabalhei
Correria, não parei
Que suplício!
Se ao menos fosse rico
Teria um pouco mais de graça
Pelo menos na farsa
Viveria folgado!

28/8/2015 19h15

FLORESTA DA VIDA

Aqui na floresta
Densa, fechada e verde
De que o sol usa cada fresta
Celebrando a vida presente
Onde tudo é verdadeiro
Presenteando o olfato
Com indecifrável cheiro
O ecossistema está de fato
Indefeso para o futuro
O planeta inseguro
Em relação à sobrevivência
O homem em decadência
Parece não ter limite
A fauna e flora! Que triste!
Pelo lucro e a exploração
Irreversível a destruição
Se ouve muito: precisamos
preservar!
Poucos saem do lugar
As matas respeitadas
É sinal de toda a vida
preservada!

2/9/2015 22h12

CONHECIDOS?

Por vezes procurei saber
E certos fatos entender
Quanto às surpresas boas
Conhecer incríveis pessoas
Mesmo antes não ter visto
É como se já fosse previsto
Parece tudo perfeito
Conhecedor e conhecido sem
defeito
O que dizer dos olhares?
Transmissores de
cumplicidades!
Fico simplesmente encantado
Desejando a presença ao lado
Semana após semana
Renova-se o sentimento de
quem ama
A comunicação torna-se vital
Ignora-se o que faz mal
Reavaliando as importâncias
Encurtando distâncias
Valorizando a parceria
Sem perguntar como seria
Se bem antes nos tivéssemos
conhecido!

5/9/2015 10h

REAVALIAÇÃO

Enquanto a luz do sol dourado
Começa a repousar nos prados
Escurecendo ao natural
O que até então na luz normal
Mostrava toda a beleza
Da natureza a singeleza
Liberando aos bichos do mato
A manifestação de todo ato
Na penumbra, no escuro
Cada um com seu escudo
A verdade que cada um
esconde
A pobreza e riqueza de Conde
O ser chamado humano
Protegido da nudez por um
pano
Preso na ilusória liberdade
E de resquícios de caridade
Precisa se reencontrar
A conduta diária reavaliar

HERMANOS POLACOS

Me digas que es temprano
Por favor! Dame su mano
Latinoamericanos
Somos hermanos
En el pasado
Nuestra gente
De distante tierra
Huyendo de la guerra
Viajaron por mares
En busca de otros aires
La fuga repentina
Llegar a Brasil, Uruguay,
Argentina
Cambiando sus destinos
Sofriendo locura
Sosteniendo la rica cultura
Y en la religión
La fuerza y razón
Para vivir!

28/8/2015 19h24

UM CASO QUE ACONTECEU

Vou contar para vocês
O que aconteceu em 1976
Um fato que ocorreu
Calma! Ninguém morreu!

Eu era pequeno
Como se fosse hoje, ainda lembro
Para Sete de Setembro
Uma apresentação, um evento

Por semanas houve ensaio
Danças: Cana Verde, Pezinho, Balaio
Na áspera quadra
Ou no saguão da escola

Minha alegria gigantesca
Bom gaúcho, dança gauchesca
Não era boa a situação
Vida pobre a condição

A cada ensaio a alegria aumentava
Com dedicação, cada um se preparava
A expectativa não era pouca
Precisávamos fazer a roupa

Porém pouco tempo antes
De alguns mudaram os semblantes
Houve uma comunicação
Para alguns a exclusão

Voltei para casa, triste chorei
Não sei o motivo, para a mãe falei
Nem ao menos desconfiança
Tinha oito anos, era uma criança

Não me esqueço da professora
Sua palavra devastadora
Anos mais tarde, pela reflexão
Encontrei a explicação

A professorinha
Tinha nome Teresinha
Era casada com um doutor
Pouco sabia o que era dor

Minha parceira era a Marines
Fora de série sua timidez
De sua boca nenhuma fala
Como eu, descendência polaca

Daquele grupo não fiz parte
Não me apresentei na arte
Por ser humilde e pobre
Foi esta minha falta de sorte!

11/9/2015 12h47

O MENINO SÍRIO

Imagem chocante
Emissoras informando
O que está acontecendo
Numa praia da Grécia, um
menino morto
Numa travessia desastrosa
De buscar uma nova vida
O mar não foi de rosa
Mais uma família destruída
Mas afinal
Por que esse fim fatal?
Quem foi que o matou?
As ondas do mar, o barco que
virou?
Quem foi o assassino
Quem interrompeu seu
destino?
Os homens, pela guerra
Perversos!
Mudam o sentido, o valor da
terra
Como se fossem donos do
universo
Sua cabeça em direção ao mar
Como se a tentativa fosse
voltar
Na eternidade não estarás
sozinho
Foram juntos, mamãe e
maninho
O corpinho debruçado sobre
os braços
Resultado dos percalços
Como se dissera: Cansei!
Vejam aonde foi que cheguei!
Você, menino sírio
Não mais viverás
Para gritar de delírio
Nem pela vida lutar
Isto tudo vai continuar,
infelizmente
Enquanto os povos não
mudarem sua mente
Esta tragédia não é isolada
A realidade de muitas crianças
Sem casa, família, pão,
esperanças
Pelos governos camuflada
O poder, a riqueza
Ou quem sabe a religião
Causando destruição
As homenagens vêm pela arte
Sua morte servirá como
baluarte
Um aviso, mais um alerta
Para o amor
Que em todos desperta
Nosso verdadeiro valor.

8/9/2015 11h

DE ONDE VEM A INSPIRAÇÃO

De onde vem a inspiração?
Todo poeta diz: é do coração!
Quero me convencer de que não
Vem do lápis ou caneta na mão
Mas isto é escrever, criação
Será isso mesmo ou não?
Pode ser da emoção
Que todos têm de montão
A verdade e explicação
Passa por muita argumentação
Desde o começo da criação
O escritor tem intenção
De ensinar e provocar a imaginação
Para cada um sua conclusão
Relatos de alegria e satisfação
Fantasias, história, comoção
Criar, escrever, requer dedicação
Eternizar o nome como premiação.

17/9/2015 14h32

DIFICULDADE PARA ENTENDER

Não aguento mais
O pesadelo voltou
Suportar não sou capaz
Para os meus, quem sou?

Tudo na vida tem um preço
Pelas coisas boas, agradeço
Novamente ser acusado
Pior do que ter matado

É sabido, fui um doente
Agora que me sinto gente
Me bate o desespero
Um banho de água e gelo

Até quando vou sofrer
Penso em adiantar meu
morrer
Parece uma praga
Muito cara minha paga

Minha alegria
Parece um baile à fantasia
Me olham na cara
Como se usasse máscara

Me volta à mente
Muito de repente
Um escuro precipício
Alguém caindo, suicídio

Não consigo entender
Nos momentos pós-alegres,
sofrer
Não tem graça
Nunca passa

Não aguento mais
Entender meus ais
Não juro por falsidade
A vida, uma cruel maldade?

17/8/2015 12h56

O COMPORTAMENTO HUMANO

O comportamento humano
Leva ao desengano
Desde que a opção
Seja o mal
Uma má ação
Pode ser fatal
Nascemos para fazer o bem
Coisas boas nosso coração tem
Quem optar pela maldade
É porque não sabe aproveitar a liberdade
Quando começo a pensar
Porque coisas ruins acontecem
Os sujeitos que não sabem amar
De alguma coisa padecem
O mundo poderia viver em paz
Para muitas coisas não é possível voltar
atrás
O bem, o mal contradiz
Minha opção é ser feliz
Ter um mundo perfeito
Sem nenhum defeito
É uma utopia
O amor verdadeiro nunca esfria!

16/9/2016 15h41

RIACHO

Este riacho
Que serve de capacho
Para peixes
E bicho
Águas em feixes
Da natureza um capricho
De sua correnteza
Ouço melódica canção
Comemoro a beleza
Agradecendo à criação
As águas calmas
Ajudam as almas
A refletir
A importância de sentir
As batidas do coração
Como quem faz uma oração
Em meio à vida obsoleta
E a fragilidade da borboleta
Que em suas margens
Procura uma flor
Dançando em homenagem
Beijando com amor
Dizendo que as águas
Ao passar pela ponte
Não permitem voltas
Mesmo que consciente
Em alguns casos
Não há tempo
Para repetir abraços
E sentir o mesmo evento
Por vezes a enchente
Causando medo
Assustando muita gente
Tem na força o segredo
Dizendo para todos nós
Que a água permite a vida
Nunca nos deixa a sós
Cicatriza qualquer ferida
Riacho, em tuas águas quero
me banhar
Meu corpo cansado refrescar
Porque o prazer de respirar
É o mesmo de amar!

3/10/2015 9h37

ESTUDAR É O CAMINHO

A uma paisagem a escola vou comparar
Para cada um seu valor repensar
Com toda a certeza
A escola tem sua presteza
Além do despertar para a responsabilidade
Descobrimos nossa real identidade
A educação não é só um caminho
Amplia, define nosso destino
Enquanto nos dispomos a aprender
Melhor será nosso viver
A cada etapa descobrimos algo novo
Percebendo o que é ser povo
O papel como cidadão
E o quanto contribuímos nesta construção
Quanto mais conhecimento
Maior deveria ser nosso envolvimento
A humanidade evolui materialmente
Modifica, degrada o ambiente
Como em toda jornada, há flores
Estudar nos desperta novos amores
Conquistamos novos amigos
E o prazer de todos os sorrisos
Perceba o exemplo das árvores
Sua contribuição para bons ares
Alguém precisa cuidar
Enquanto o respeito continua a falhar
A escola é um jardim
Alunos seremos até nosso fim
A cada tempo, uma nova era
Com que preparamos a terra
O resultado estará no porvir
Responda a tudo que ama
Com um sorrir!

1/10/2015 15h45

A EDUCAÇÃO SEM DIREÇÃO

Estou triste, magoado
Acontecimentos me deixaram chateado
Uma coisa não pensei
Que sofreria por algo que amei
De que adianta tanta dedicação
Se tudo se transforma em paixão
Sei que nem tudo é flor
E nesse caso surge a dor
Minha conduta pode não ser exemplar
Até quem não deve pode pagar
Sonhei com um mundo colorido
Meu sentimento não é fingido
Quem me dera
Conseguir fugir desta guerra
E tranquilo poder dormir
E aos que me cercam não atingir
Quando comecei, entrei de sola
No meu sangue está a escola
Parece um vício
Não meço meu sacrifício
Acontecem coisas, nem creio
Preocupação até na hora do recreio
Meus conceitos devo reavaliar
Práticas e posturas encerar
Afirmei que a dor de um
É a dor do outro
Certamente fui um tolo
Feliz de quem fica calado
Cuidando de seu quadrado
Até parece uma canção
Enquanto uns ficam, outros se vão
E a realidade continua
Cada um ficando na sua
Só piora a situação
É o sistema organizando a educação
Um barco sem rumo a navegar
Certamente irá encalhar
Não saberá para onde ir
Se não houver direção
Eis meu desabafo
Minha frustração.

NEGRO

Negro, até quando vai esta
desgraça
De tudo o que se observa por
causa
De tua raça?
Imensa é a explicação
Continua a escravidão
Camuflada foi a mudança
Não é estreita a semelhança
Parecem desumanos
Várias classificações de
humanos
Isto não é algo recente
Acaso não és gente?
O que será da sociedade futura
Se não conseguir respeitar sua
cultura?
Faço indagação
Desta situação
Eu, branco, que culpa tenho
Tem a ver de onde venho?
A tempo percebi
Só agora escrevi
Vejo nos noticiários
A cada momento, diários
A polícia, cavaleiros
templários
Pela lei, manter a ordem
Neste caos, na desordem
Não percebo como tendência
Toda esta violência
Os envolvidos neste terreno
A maioria jovem, moreno
Para solução criam rotas
Na universidade, sistema de
cotas
Mas o que é isso?
Uma ramificação do racismo
Como ficam você, eu
Descendentes de europeu?
Discriminação este povo
também sofreu
Gostaria de saber
O que fazer
Para que esta premissa
Não causasse tanta injustiça
Negro, você precisa reagir
Dar a volta por cima, construir
Uma nova sociedade
Fazendo sua parte
Uma nova realidade
Sem passividade.

7/10/2015 14h05

INDAGAÇÃO DE HOJE

Hoje me indaguei
E lágrimas segurei
De que adiantou a saudade
Se o tempo foi o contravale
E que quando de ti me aproximou
De nada adiantou
O tempo que vivi na saudade!

6/9/2016 15h50

EU REVIVI

Todas as vezes que do céu caem águas
Renovando os sopros de vida
Apaziguando as mágoas
Renovando esperanças perdidas
Me sinto mais jovem
Mais rico ou menos pobre
Por vezes acreditei na sorte
Mas ela, a sorte, não me ajudou
Batalhei para ser quem sou
Com a ajuda da chuva
Contornei as curvas
Sem aquaplanar
Redescobrindo o sabor de amar
E o gosto renovado pela vida
Recuperei muita coisa perdida
Como a planta, aparentemente seca
Que depois de aspergida
Deu um salto, toda florida
Dizendo muda: Eu revivi!

18/9/2016 8h58

PARABÉNS, FILHA

Se existe amor maduro
Eu juro
Que há
Quando de meu filho e minha filha
Começo a pensar

Hoje para a Silmara é o escrever
Pois por palavras não basta dizer
Eis um de meus bens
Feliz aniversário
Parabéns

Já faz um bom tempo
Que não tenho mais uma filhinha
Agora intensamente a contemplo
Pois se tornou mamãezinha

Nesta data comemoramos mais um ano
Que bom que posso te dizer:
Depois que a ignorância nos fez tanto sofrer
FILHA, EU TE AMO!

Com orgulho te digo
Em partes se parece comigo
Quando me ponho a te aconselhar
É para teu caráter moldar

Desde os doze anos
No lado profissional
Já fazia planos
Dedicação total

Um dia tentou fazer um
complô
Não conseguiu; pai, você vai
ser avô!
A alegria ficou misturada
Choro com risada

Me escreveu um bilhetinho
Assinado: papai, mamãe e
netinho
A caligrafia feinha
E junto um par de meinhas

Agora que somos pai e filha de
verdade
Não tenho no coração
maldade
Te faço esta dedicação
Com a mais sincera emoção!

8/10/2016 22h34

CIDADE CELESTE

Alguns acreditam que no céu
Existem cidades e pontes
Campos floridos e fontes
Seres espirituais, de luz
Caminhos que para longe vão
E que só o amor se produz
Sem existir a palavra não
Que existe imensa sabedoria
Sons, canções e alegria
Que cada um é capaz
De construir pelo caminho a paz
Um mundo melhor
Para todo aquele que escolheu o pior
Que não há idade
E nenhuma vaidade
Que não há dor, nem ai
Mas que se está sempre perto do Pai
O mundo lá é sempre novo
Sem necessidade de renovo.
Ei, você! Como é seu céu?

9/10/2016 15h12

ANDORINHA

Aquela andorinha
Que se perdeu sozinha
Naquela casa antiga
Desesperada entoava sua cantiga
Para sair da clausura
Antes que chegasse à loucura
Deu gritos de dor
Seu desejo, sair do pavor
Nos vemos pela vez primeira
Única e derradeira
Ao tê-la em minha mão
Estava comigo a decisão
Prisão ou liberdade
Por vezes não depende de nossa vontade
A angústia pode estar numa bolha
Que explode, dependendo de nossa escolha
Se eu sabia até então
Que uma só andorinha não faz verão
Se eu soubesse antes
Saberia inclusive da beleza dos Andes
Isso aconteceu muito tempo atrás
A casa e a andorinha não existem mais
Só a lembrança ficou
Daquele dia em que sua liberdade em minhas mãos ficou

27/9/2016 12h08

A SENHORA DAS ROSAS

Oh! Dona Senhora!
A senhora não sabe quem sou
Nem por que um estranho
aqui parou
Neste fim de tarde, quase
aurora

Vi um lindo canteiro de flor
Rosas de cores
Vermelhas de amor
E outras cores

O cultivo por vezes
inconsciente
Torna melhor o ambiente
Tudo se torna colorido
Quando amar não é proibido

Quem passa na rua
Não sabe que é obra sua
Nem mesmo que de galho
Perfumar também dá trabalho

Esta senhora já sucumbiu
Desde muito partiu
Ao contemplar cada flor
Sempre sorriu

Sabendo que florir é amor
Enquanto aqui esteve
Sua missão cumpriu
Não se deteve pelo espinho
Gratuitamente espalhou
carinho
Antes que cada um sucumba
Espalhe perfume

22/9/2016 20h31

POST MORTEM

Se um dia eu morrer
Talvez
Eu me entregue
À embriaguez
E rompa o prepúcio
De estar lúcido
Em outra vida

17/11/2016 10h58

ESPERANÇA CLARÃO

Um dia as coisas se esclarecerão
Ou aqui ou em algum lugar
Onde uma única luz
Fará o clarão
Da verdade (absoluta)
E da eternidade (ilimitada)

7/4/2017 22h:33

O TEMPO DA ALEGRIA

Por que algumas alegrias
Duram tão pouco?
Parece tudo meio louco
Seria alegria de pobre?
Ou algo nobre
Afinal de contas
Mesmo parecendo ondas
Alguém sentiu e mesmo por pouco sorriu
E este instante vale a pena
Mesmo quando a alegria pareça pequena!

25/11/2016 9h37

O PRISIONEIRO

Quando livre estava
A marca de outros em mim gravava
Parecia ser de liberdade
Mas no fundo era pura maldade
Todos sabem aonde vim parar
O que eu tinha de valor fiz acabar
Meu universo foi reduzido
A uma simples cela
De grades feito janela
Por ilusão seduzido
Mesmo assim alimento planos
Apesar dos desenganos
A vida é bela
Mesmo que de grades sejam feitas as janelas

4/4/2016 21h25

PAREDÃO

Este paredão de pedra
Que me impede a escalada
Rumo à próxima calçada
De voltar ao normal
Com o mesmo nome
E dignidade de honesto
homem
E não como um qualquer "tal"
É o efeito
De ter escolhido o defeito
De ser bandido
Quando ceifei aquela vida
Como se arrancasse uma folha
Perdido, pensei que tinha
poder
Poderia ter sido outra a
escolha.
Agora é só sofrer!

SOBRE A POESIA

A poesia
Como o ser humano
Sem um(a) progenitor (a)
Não se cria,
Faz parte do plano do criador.

17/11/2016 9h47

*

A poesia minha namorada,
Não larga do meu pé
Provocando minha fé
Em meu pensamento fez morada
Independente da utopia!

Estou pensando em desistir da poesia
Mas sei que sem mim
Ela pode ter um fim
Não mais existir
A minha genética melancolia!

Ainda bem que eu encontrei a poesia
A única que me compreende e me aceita
E seus comentários e opiniões
Não me atingem!

4/5/2017 9h31

AS MENSAGENS DO MAR

Observando as águas
Que vêm em minha direção
Cada qual com suas marcas
Chegando à rebentação
Todas movidas pelo vento
Quem dirá pelo pensamento
Para a corrida (das ondas) não há raia
O fim de toda onda é a praia
Maravilhosamente não solitária
Terminando como centelhas
Beijam incessantes os grãos de areia
Logo observo seu retorno
E a formação de espuma
Não é jamais o fim morto
E sim nova influência da lua
Ouço o seu barulho
E com ele (lamento) o entulho
Porém a praia limita
De seu sonho não desista
Mesmo que distante
Existe o horizonte
Creia na tua chegada
Como a onda, a vida é uma jornada
Na praia não morra
Não perceba o limite
Lute! Conquiste!

5/8/2016 16h23

AMARGA DESILUSÃO

Quando amei alguém que não me amou
Foi aqui que tudo começou
O desamor aflorou
Me fez não saber quem sou
A agonia nunca mais cessou
O pensamento de morte
Por mim se apaixonou
Meu riso se calou
De amigos me afastou
O doce de minha boca amargou
A autoestima para o espaço voou
Em outras palavras
Morri
Só não apodreci!

A SANTINHA

Lembro bem da santinha
Ao ser colocada na grutinha
Do lado esquerdo da cascatinha
Pequeno riacho, sanguinha
A água na descidinha
Rumava em direção à casinha
Deixando a gasosa geladinha
Para quando Papai Noel vinha.

VOCÊ ACEITA UM PRESENTE?

Quero lhe entregar um presente. Você aceita?
Ele está muito bem embalado. Como todo presente valioso.
Mas é o seguinte: você não poderá desembrulhar, pois perecerá.
Nem poderá carregar contigo, pois a embalagem é pesada.
Nem poderá visualizar. Ficará sempre no escuro.
Este presente é responsável pela vida.
E por tudo de bom, desde que se queira.
O presente tem a capacidade de amar, odiar, apaixonar, sofrer e ser feliz.
É de cor avermelhada.
É símbolo do amor.
A embalagem é o meu peito e o presente é o meu coração.
Você aceita?
Se sim, pode levar... E por favor não me agradeça.

FOLHA FELIZ

O inverno se aproxima
E as folhas caem de cima...
De cima
De suas casas...
Elas, as folhas, não têm asas
São conduzidas pelo vento
E em grande contento
Sabem da função de seu fim
Adubar seu jardim
Dar oportunidade
À folha que vem com tenra idade
Não sabe onde irá pousar
Sabe que seu ciclo deve completar
E eu?
Sou como folha?
E você
Como se sente?
Acaso como uma bolha?
Levada pelo vento
Sem contentamento
E sem saber
Qual a importância de sua vida?
Feliz da folha...

LUZ SEM ACIDEZ

Luz que põe fim à acidez
Lucidez
Clareia meus pensamentos
Renova meus sentimentos
Me transforma
E me torna
Ainda melhor
Clareia minha luz
Que pela vida me conduz
Até a luz
Que nunca se apaga.

DESEJO

Gostaria que seus dias não fossem mais os mesmos
E que os mesmos fossem diferentes
Que os pesadelos se fizessem ausentes
E que tudo de bom fosse presente
Que o prazer pela vida fosse constante
E que o constante fosse perpétuo
Teu sorriso contínuo
E a descoberta do novo sentido pudesse ser verdade
De coração, não minto
Aceite

31/10/2017

DE REPENTE

De repente fiquei triste
Por que a tristeza existe?
Neste caso é por lembrar
O quanto é caro amar
E muito fácil se enganar
Lembrei de um amigo
Que sumiu
Por acaso você o viu?

Estava tão perto
Não fui bom contigo
Me sinto aberto
Querendo entender
Acho que fui te ofender
Ou melhor
Fiquei pior
E não sei

ALGO

Algo me segura
Algo me empurra
Algo me leva
Algo me purga
Algo me balança
Algo me lança
Algo me prende
Algo me defende
Porque alguém me ama.
Porque tenho algo que encanta.

ABSOLUTO

Um olho só
Só vê metade
Uma metade
Não é algo inteiro
Algo inteiro
Mostra tudo
O Tudo mostra
Uma parte
E nada se completa
Porque o completo
Não é o absoluto
O absoluto é Deus
E Deus...

TENHO

Tenho tantas coisas para viver que na verdade não sei qual viver primeiro
Tenho tantos sonhos para sonhar que não sei por qual começar
Tenho tanto amor que não sei quem amar mais
Tenho tantas vontades que não sei qual experimentar
Tenho tantas belezas para contemplar que o mundo parece pequeno
Tenho um caderno cheio de erros que gostaria de apagar
Gostaria de lutar mais mas tenho medo das utopias enquanto os injustos abraçam o mundo
Tenho esperança ao contemplar o sorriso de cada criança mesmo com o futuro incerto
Mas nos transbordam de esperança
Tenho várias pessoas para reencontrar e matar a saudade
Tenho curiosidades e muitas continuarão
Tenho perguntas a fazer e respostas para ouvir
Tenho espaços a preencher com algo de muito bom
Busco raridades escondidas no caráter das pessoas
Tenho curiosidade em saber qual seu maior segredo
Tenho energia acumulada em meus braços e não a transmito por abraços
Tenho a mim mesmo para perdoar, porém acredito não merecer
Tenho o nascer do sol para apreciar, pois o mesmo dia não acontece duas vezes
Tenho me enganado com amigos que considerei e por isso muito chorei
Tenho trabalhado muito, que às vezes abriria mão da dignidade
Tenho lembrado tanto do passado que parece que parei de viver
Tenho pensado no futuro que vivo dia a dia

O ADEUS DA MENININHA

A menininha, ao se despedir do pai
Seu coração chorava, gritando ai
Gritava ela: não, não
Como se dissesse: sem você não é bom
Sabe ela que seu pai está preso?
Seria menosprezo?
Uma distância
Na infância
Marca
E não desmarca
Ela não percebeu qual é a dimensão
De um homem estar na prisão
Eis a pura verdade
Não há maior gosto do que da liberdade
Não sei desta criança o que será
Que o tempo não demore a ensinar
Qualquer um pode errar
A questão é em que momento acertar
A lágrima de um inocente
É a mais decente
Que a vida lhe ofereça
A mais alta nobreza
A esta pequena princesa
Que sente sua vidinha
Como estando sozinha
Ao despedir-se de seu pai
Preso.

15/4/2018 13h52

MOTIVAÇÃO

A vida ainda lhe trará grandes alegrias
Mesmo que as brisas lhe causem alergias
Meu peito está louco pra gritar
SORRIA, VENHA APROVEITAR!
Você é um ser belo
Teu corpo e tua mente são como castelo
Forte, imponente, bem situado
Pelos que o admiram amado
Não tema
Voe como se tivesse pena
Com os pés no chão
Amor no coração
Não se sinta por baixo
Não ande cabisbaixo
A vida ensina
Que no caminho pode haver esquina
Mas você é maior
Só quem não ama é pior
Não se abale com a maré
Tenha em Deus fé
Que até mesmo no deserto
Alguém estará por perto
Para te dizer sem engano
EU TE AMO.

CINQUENTA ROSAS

Cinquenta rosas no jardim de sua vida
Como coisa que a vida é um mar de rosas
Que eu saiba, você não gosta de jardim
Nunca escutei você dizer "QUE LINDAS ROSAS!"
Não que você não tenha sentimentos
Pois desde menina alguém te PROIBIU de observar as rosas
Nem sei se você gosta da cor da rosa
Uma entre várias coisas eu sei
VOCÊ FOI PLANTADA NUM JARDIM DE ROSAS
E aquele que deveria cuidar do JARDIM
CUIDOU mais dos ESPINHOS do que das rosas
Mas você permaneceu firme
SENDO UMA ROSA
Distribuindo seu perfume
Principalmente para mim, que gosto de rosas
Você soube contornar os espinhos das rosas que a vida lhe ofereceu
Frutos surgiram como rosas com nome
Silmara, Gabriel, Joaquim
Quem são as rosas em tua vida?
Por justiça você ajudou muitas rosas a se sentirem importantes
Que são todas aquelas pessoas que não sabiam que eram rosas
Mas você conseguiu, sendo esta pessoa maravilhosa
Fazer com que os poucos que sobraram em teu jardim de rosas
Pudessem perceber em você, ROSA SIRLEY
UMA PESSOA SIMPLESMENTE MARAVI...
ROSA.

27/3/2018 10h02

PORTAL

Por este portal
Um dia terás que passar
Antes passarei eu
Porque fui antes teu
Mas tu meu dna
A verdade descobrirá
Que pela vida toda verá
Que meu sentimento sentirá
Enquanto, ou não
Eu puder te dizer:
Te amo!

ERRAR É HUMANO

Acaso o homem nasceu para o erro?
Seria ignorância?
Seria inocência?
Ou puro esmero?
Errar é humano?
Justificar seria a solução?
Para a absolvição?
De quem errou a um irmão?
Condenar é fácil
Sem saber a verdade
É pura maldade
Julgar é algo vil
Quem deve, paga
Quem argumenta se safa
E quem não é justo?

20/3/2018 9h08

DESTINO

Noite de sono profundo
Me pareceu estar em outro mundo
Sonhei
Com o que não lembrei
Meu corpo cansado
Pelo trabalho fatigado
A cama estreita
Uma parede à direita
Como quem limitasse
Aquilo que eu sonhasse
Mas foi bom
Outro dia o sol já dava o tom
Me convidava
Enquanto a luz brilhava
Para eu me mexer
E aproveitar com prazer
O sopro de vida divino
Pois de acordo com a vontade de Deus
Vir a este mundo era meu destino.

19/3/2018 9h48

CADÊ MINHA IGREJA?

De joelhos no chão me pus a orar
No mesmo instante meus olhos começaram a chorar
Por mais estranho que seja
Perguntei a Deus, cadê minha igreja?
Na mesma mão
Cadê meu irmão?
Uma só é a verdade
Sinto muita saudade
De Deus o temor
E o seu grande amor
Me perdoem
Estou vendo apenas o homem
E na parede uma Cruz
Misericórdia, Jesus
Líderes ordinários
Pregando para si honorários
Explorando a fé
Em nome daquele de Nazaré
Distorcem o Evangelho
Cristão sem força, homem velho
Por que a enganação?
Pelo púlpito a pregação
Adorar a Deus sim, com vontade
Pois o amor Dele é liberdade.

18/3/2018 14h33

CONVULSÕES

Certas situações
Como convulsões
Insistem em voltar
Para fazer a gente chorar
Por mais que eu seja capaz
Não sustento a bandeira da paz
De novo me propus
A visualizar somente a luz
Mas sempre algo novo aparece
Para apagar toda a minha prece
Meu Deus,
Agora de novo?

PRECE

SENHOR, dono do tempo e de todas as eras
Teu Nome já ecoou por todas as terras
Atendes os que se condoem
Sem acepção de qualquer homem
Em seu tempo se passou apenas um dia
Porém a cada manhã se renova sua misericórdia
Sabes de meu tropeço
Por isso eu te peço
Até a eternidade
Apaga de teu caderno minha iniquidade
Que só a paz venha prevalecer
Para que eu possa saber
Que toda a minha dor
É prova de teu amor
E devo sempre lembrar
Que como Pai do céu irás sempre me amar.

HELENA

Helena, tão pequena
Ser tua mãe
Está valendo a pena
Quando uma lágrima cai
Ao meu lado está teu pai
Muito tempo te esperei
De amor quase não acreditei
Nascente antes do tempo
Nos causaste tormento
O padrinho disse que foi engano
Pois de Deus era o plano
Tudo na devida hora
Pareceu que era demora
Muitos anos
Inúmeros planos
Agora o coração está repleto
De amor por completo
Nunca poderei esquecer
A Deus todo dia agradecer
Pois para alguns poderia ser impossível
Alguém profetizou e tornou visível
Só faltava acreditar
Para enfim te amar
Minha filha Helena
Tão pequena?

10/6/2017

ELA NÃO TEM, MAS...

Ela não tem mãos nem pés
Mas faz caminhar e afagar
Não tem mente nem coração
Mas faz pensar e amar
Não tem olhos e nem corpo
Mas nos faz ver, nascer e morrer
É analfabeta
Mas nos ensina o alfa e o beta
Não tem ossos nem lágrimas
Mas nos suporta e ameniza as lástimas
Não tem alma nem espírito
Mas nos ajuda a chegar ao céu
Não tem casa nem chão
Mas nos abriga e nos dá firmeza
Não tem sonhos nem planos
Mas nos ajuda a planejar e conquistar
Não tem dinheiro
Mas nos torna ricos

BRISA DE DOMINGO

Hoje é domingo
Bingo
Manhã de temperatura amena
Vale a pena
Respirar
Para não faltar
Oxigênio nos pulmões
Não existem solidões
Para quem valoriza
A perfumada brisa
De cada manhã de domingo.

EU SEI

Eu sei por que você chora
Sei também porque você ora
Eu sei por que você sofre
Sei o quanto teu coração é nobre
Eu sei o quanto você trabalha
Como enfrenta cada batalha
Eu conheço suas lástimas
Desde quando caem suas lágrimas

Eu percebo seu sofrimento
Sem ser capaz de te dar um alento
Eu não sei tudo o que você quis
Mas o quanto quer ser feliz
Se eu pudesse criaria uma lei
Para você ser sempre feliz,
Sirley.

23/10/2017

PORQUE SER AVÔ É

Estou aprendendo a me segurar
Por você aqui chegar
Você tem muita vida à frente pra explorar
Agora é só brincar
Depois estudar
Mais tarde se apaixonar
E aos poucos a vida desfrutar
Me sinto um marinheiro ao mar
Tendo seu crescimento para acompanhar

Nos primeiros passos auxiliar
Em tudo o que puder ajudar
Impedir você de chorar
Por isso agradeço sem parar
Ao Criador Supremo exaltar
Porque ser avô é um recomeçar
Mesmo que para os filhos deixasse a desejar
Que a vida te leve LOLANDO aonde você quiser chegar.

LUA

Oh, lua toda fogosa
Aparece e desaparece dengosa
Como criança manhosa
Entre a nuvem nebulosa
Além de bela é gostosa
Porque mesmo em silêncio há prosa
Deita-se sobre a palhoça
Guardando quem se ama de forma deleitosa
Que a luz formosa
É para clarear o jardim de rosa
Que eu mesmo plantei
Para aquela que muito amo,
Sirlcy.

FLAGA*

Cor branca da paz
Vermelho sangue
De superação audaz
Encanto não estanque
Símbolo de gente
Marca de pátria
Povo decente
Invasão suástica
Duas cores irmanadas
Pela religião sustentadas
Bandeira por vezes arriada
Sobrevivente da História
Hoje e sempre damos glória
Se um dia não a tivemos
É porque quase morremos
Para hoje darmos o devido valor
De tudo que somos com honor.

* *"Bandeira", em polonês.*

O QUE SIGNIFICA DIZER ADEUS

Significa se afastar muito de uma forma tão grande que não podemos imaginar.
Significa sair do alcance.
Ser intocado.
Ficar só na saudade.
Se afastar tanto que a única certeza é a incerteza.
Que a oportunidade passou e que aproveitamos ou não a oportunidade.
Que fomos ou não importantes para alguém.
Que apostamos na esperança do reencontro, mesmo que remoto.
Afinal, continuamos vivos
Dizer Adeus é ter certeza de que estamos perto do mais distante... Deus E que provavelmente ninguém nos alcançará.
E isso é o pior.
Podemos até não falar, apenas nos sentir... Adeus.
Uma coisa é certa: dizemos Adeus a quem mais amamos pois confiamos de que estarão bem.
E isto nos conforta
MESMO DIZENDO A DEUS.

CONQUISTAS

Depois de certas conquistas
Buscar o quê
Algo a perder de vistas
Um novo amanhecer?
Se sabemos qual prioridade
Continuar buscando a felicidade
Pois o tempo é precioso
O gosto pela vitória, delicioso
O que me satisfaz
Deve estar recheado com paz

SAÚDE

Estou sentado aqui no fim deste corredor
Guardando alguém preso
Vários quartos, pessoas com dor
Todo doente indefeso
É preso
A cura, quem alcança
Cura também a esperança
De não perceber mais nenhum defeito
Para não precisar esperar num leito
Nem mergulhar no tédio
Confiando no remédio
Todo vivente é doente
Quando se faz ausente
E por certo se ilude
Que por toda a vida terá saúde
Portanto
Antes do pranto
Se cuide.

25/9/2018 9h

FAZER O OUTRO FELIZ

Você acha que não plantou flores?
Por que amores temos de demonstrar?
E a nossa conduta?
Por meio da labuta
Algo temos de provar?
A paixão é invisível
Nossa prática pode ser visível
É uma questão de opinião
Depende de sua visão.
Como a semente e o fruto
Demoram a germinar
Posso um dia esperar
Todo o resultado
Daquilo que fiz como um apaixonado
Ou seja, fazer o outro feliz.

25/9/2018

QUESTÃO DE SORTE?

A morte é uma questão de sorte?
Seria possível crer
Se aos que ficam
Não fosse preciso sofrer
Como ficar sem tê-la
Já que o que parte
Se transformará em estrela?

SEM PRECE

Um brinde!
A tudo que neste mundo
Me torna imundo
E impune!
São tantas cobiças
Cheias de injustiças,
Me proponho
Mesmo que medonho
A optar
Odiar, respeitar ou amar
Pois o brinde é para comemorar
O que a vida nos oferece
A experimentar
Mesmo sem prece

10/3/2018 9h06

ESCOLHA

Vi de cima
A sina
Da esquina
Que a vida
Tornou vindima
Daqueles sem rima
Que fizeram da menina
Vida!
Uma destituída
Forma de viver
Preso!

10/3/2018 9h33

CASINHA AMARELA

Casinha amarela
De porta e janela
De vidro martelado
Por mais de 25 anos ao meu lado
Não era nem um pouco moderna
Permaneceu firme como caverna
Nos protegeu
Ninguém pereceu
Sem perceber
Viu meus filhos aqui crescer
Era nosso palácio
Atrás, grande pomar e pátio
Por vezes abalados por tempestade
Deus foi a majestade
Ao lado uma garagem
Para guardar nossa carruagem
Simples e decente
No verão, calor ardente
De ti sempre vou lembrar
Construí uma outra em seu lugar
Minha, sempre, casinha amarela!

O PLANO PARA A AVE

A ave não teme a altura
Nem sofre de tontura
Tem no voo a formosura
E no viver compostura
Não se preocupa em cair
É livre para ir e vir
Seu cantar é o sorrir

São belas como o florir
De insetos e cereais, os sabores
Espécies fiéis aos seus amores
Na procriação, sem pudores
São parte da arte sem conhecer as cores
Seu calendário não tem ano
Sua liberdade maior que o oceano
Não sofre com o desengano
Alegrar o mundo criado por Deus
Foi o plano.

A ESTRADA QUE NUNCA ESQUEÇO

Naquela estrada em que andei
No tempo em que era pequeno
Andar não me cansei
Mesmo que de pedra o terreno

De tempo não tinha noção
Pois tinha que caminhar
De janeiro o calorão
Ao destino tinha que chegar

Que bom que era
Quando uma sombra
encontrava
Aquele cheiro de terra
Inconsciente me apaixonava

Ao passar pela mata
Um pouco de medo sentia
Apurava o passo, parecia
assombrada
Olhando para trás, sorria!

Caminhar era preciso
Não havia condução
Ao chover ficava liso
E de fácil escorregão

Quando encontrava um
desconhecido
Dúvida no pensamento surgia
Dava breve cumprimento
E na estrada seguia

Hoje a pé não ando mais
Mas gostaria de andar
Os planos se tornaram cais
Só posso daquela estrada
lembrar!

16/1/2018 15h18

O CATA-VENTO

O cata-vento é movido pelo
vento do advento.

25/5/2015 9h41

TEM COISAS

Tem coisas que busquei e não encontrei
Tem coisas que encontrei e não busquei
O porquê disso, não sei!

9/9/2017 9h52

MANHÃ DE SAUDADE

Esta manhã acordei com saudade
De estar à vontade
E viver de verdade
Com você, Sirley.

6/10/2017 9h40

TE CONHEÇO

Procuro alguém que me compreenda
E que não se ofenda
Se não sou (e nem serei) perfeito
De alguns homens o defeito
É se tornarem camaleões pelo $$$
Eu te conheço
Desde teu princípio
Até agora
Arrogante por estar abastado?
E por isso de mim tens se afastado?

9/9/2017 9h15

PROMESSA NÃO CUMPRIDA

Prometi a mim mesmo não mais escrever
E o que escrevi, que seja publicado
Depois que eu morrer
Enquanto isso, quem vai me compreender?
A tinta e a caneta se tornaram meu mover,
Reflete o meu (estúpido) viver
Sentimentos (negativos) de ser
Formas de tudo (ou nada) compreender
Enquanto isso, na alquimia da busca de um sentido
O que eu (insignificante) deveria fazer?
Não me responda, prefiro por conta escrever!

12/8/2017 9h14

VAZIO

Ai! Este vazio
Que em mim não é preenchido
Meu Deus, quanto tenho sofrido
Quantas vezes me sinto perdido
É algo muito dolorido
Poucos têm percebido
Parece algo maldito
Por vezes aflito
Por causa do conflito
O que poderá ser dito
Caso eu seja banido
Da vida?

23/10/2017 10h13

ELE SABERÁ

Vou dar a minha vida
Para alguém que ainda não sabe
Quem sabe
Um dia
Ele saberá de minha lida! Joaquim!

29/9/2017 8h20

SORRISO DE NATAL

Um dia você me falou,
E eu não me lembro o porquê,
A frase: Adole você!
E isso me marcou
Uma linda menina
Desde cedo sabia
O que querer
E como proceder
Tu lembras do Natal?
De como para você éramos
presente?
Não foi de papel-jornal
Teu sorriso inocente!

EXAME DE CONSCIÊNCIA

Eu poderia ter encarado a vida de forma diferente
De maneira alegre, positivamente
Poderia ter pensado melhor minhas atitudes
Colocando em prática minhas virtudes
Eu não deveria ter me precipitado
Nem ter-me sentido tão discriminado
Se antes tivesse descoberto meu valor
Não me permitiria causar tanta dor
Direcionei erroneamente meu olhar
Vi coisas nos outros que me fizeram chorar
Muitas delas não existiam
Colho até hoje sentimentos que angustiam
Inconsciente, causei muitas maldades
Atrapalhei a minha e de outros a felicidade
Me pareceu agir normal
A solidão que sinto é a paga do mal
Perdi a confiança e o carinho de muitos
As pessoas se afastaram, eis os frutos
Tudo de bom é minha esposa
E eu não passei de uma raposa!
Sempre me senti mal amado
De algo sem explicação angustiado
Tive carisma para fazer amigos sem conhecê-los

E muito mais ainda para perdê-los
A vida me fez surpresas
Não foram só tristezas
Muitas coisas conquistei
Muitas delas não busquei
Me disseram que sou inteligente
Acho que é mentira; sim, deficiente
Apaguei quase todos os meus talentos
Não sabendo aproveitar meus momentos
Falei para minha esposas e filhos: Te amo!
Acho que pouco acreditaram; foi engano
De forma diferente do ponto de vista
Nesta vida me sinto um turista
Milhares de vezes pensei em suicídio
Como forma de findar meu suplício
Na bebida, angústia e depressão
Pensei que seria a solução
Não seria a forma correta
Na conversão religiosa descobri ser profeta
Gostaria de ser cantor
E no meio desta merda toda dizer o que penso da dor!

24/8/2017 14h20

COMEÇO E FIM

O começo é mais longo
Do que o fim
O fim é inesperado
Como o começo
O fim é o fim, acabou
O começo é o início do fim
O fim não tem volta
O começo também
A vida sustenta os dois
E eu posso começar
Sem saber quando é o fim
Se fosse possível começaria
Pelo fim para continuar no começo.

27/10/2017 10h03

OLHAR PRESO

Te vejo preso
Mano,
Sem engano
É o meu desejo
Que voltes para mim
Sem fim
Para a eterna
Liberdade
Que amei
Eu sei
Quando a perdi!

7/10/2017 9h31

PORTA

Porta que abre
Porta que fecha
Porta que segura
Porta que deixa ir
Porta que convida a vir
Porta que protege
Porta que impede
Porta que repele
Porta de metal
Porta de madeira
Porta normal
Porta de brincadeira
Porta do céu
Porta do inferno
Porta da vida
Que me fez eterno!

8/10/2017 9h27

MUNDO DELÍCIA

O meu mundo profundo
Nem tão fundo
Meio raso
Não por acaso
Cabe todo em mim
Tem forma e sabor de pudim
Não se conhece o começo
Nem se é possível o tropeço
Mas que é uma delícia
Ah! Isso é.

12/05/2017 23h07

DILEMA

Como enfrentar meu dilema
Se o que penso é coisa de cinema
Já cansei de lamentar
Então o que pensar?
Me sinto uma vítima
É coisa íntima
Parece que o mundo se fechou
Toda vez que meu verbo pronunciou
Não é maldade
Seria coisa da idade?
Se é, sou eterno
Porque tudo que falo
Certamente é algo fraterno!
... Não compreendido!...

27/4/2017 9h11

VOCÊ SABE?

Você sabe o que é honra?
Honra é luta
Você sabe o que é mérito?
Mérito é conquista
Você sabe o que é conquista?
Conquista é vitória
Você sabe o que é vitória?
Vitória é sacrifício
Você sabe o que é sacrifício?
Sacrifício é vida
O sacrifício e o amor nunca terão os mesmos
retornos,
pois as intensidades são diferentes.

24/3/2017 10h03

APELO

Santificai vossos pensamentos
Para que em piores momentos
Sejam poucos os tormentos
E Deus possa conceder alentos

A santificação
Que sai da mente
E vai para o coração
Deve-se tornar ação

Independentes da religião
Livres temos opção
Da mesma fonte de criação
Nos acompanha a redenção

Atente-se para o sinal
Não nascemos para o mal
O amor sendo normal
Viveremos de forma cordial.

30/4/2017 9h05

INQUIETUDE

Há muito tempo
E por isso lamento
Tenho machucado minha alma
Sei que é por falta de calma
Não entendo por que sucede
E por que acontece
É uma espécie de inquietação
Deixei de lado a oração
É algo invisível
E como é possível
Em partes sofrer
E aos poucos (certamente)
morrer
Já fui um cara caído
Em muito sofrido
Foi algo medonho
Por não conquistar meu sonho
Hoje na verdade
O que sonhei é realidade
Só esta inquietude
Que insiste em acabar com
minha juventude!
Quem comigo convive não
merece
Tudo o que cada um padece
Em muito tenho falhado
Seria eu o único culpado?

1/5/2017 13h05

O GLOBO

Esfera que gira o mundo
A princípio nada tão imundo
Eis uma bola
Que rola
Na suavidade
Na gravidade
De cor blue
Ou azul (traduzido)
Sem perna
Planeta
De várias eras
De muitas terras
Meu globo!

9/6/2017 17h36

VISÃO

Vi um homem morto
Na sua cama
Meu vizinho
Morreu sem drama
Meio torto
Lembrei
Fazem mais de trinta anos
Estava sentado
Como se estivesse acordado!

10/6/2017 14h45

LUZ DA VIDA

Sol, farol
Em prol
Do que espera
Na esfera
A luz
Que conduz
À vida!

RENOVO

A vida como um renovo?
De novo?
Para não ter fim?
Até que enfim
Renovo!
Por causa do Joaquim.

12/5/2017 10h31

FLOR DE MINHA INFÂNCIA

Aquelas flores brancas
Que ainda guardo
Em minhas lembranças
Do tempo sem fardo
Inocência de criança
Eram tão delicadas
Pareciam ser aladas
Ao lado da estrada
Dos que passavam
E por vezes observavam
Hoje sei que era um encanto
Na esquina, em cima do
barranco
Seu perfume suave
Me transformava numa ave
Sem saber ao certo
De que sempre estaria por
perto
Aquele ramalhete gigante
Que sempre presente
Me faz voltar
Àquele lugar
Onde lembro de teu perfumar!

24/5/2017 21h21

O AMOR QUE SINTO

Ele nasceu para viver
In
E eu para o ver
Joaquim
Meu amor retrato
Se fosse possível
Mas é impossível servir num prato
O amor que sinto por este amor tão grato
Meu neto!

4/6/2017 10h33

ÁGUA DA TENTAÇÃO

Fonte que me atenta
Seu líquido é de gosto amargo
O mau pensamento me sustenta
Em suas águas não sei por que me apego

Quem sabe é solidão
Pois o que transborda é a incompreensão
Suas águas claras
Não afogam minhas mágoas

No seu espelho, água, me faz refletir
Só, quase me afogo no meu sentir
De tua consequência não quero fazer parte
E sim seu benefício como se fosse obra de arte.

11/4/2017 9h22

NATAL UTOPIA

Que silêncio é este na praça?
Tudo limpo, no chão nenhum papel
Parece que se foi a graça
E junto se foi o Papai Noel

Para as crianças
Um sentimento de pena
Renova-se a esperança
Da volta do trenó com as renas

Do Natal ficaram presentes
Uma vez ao ano contentes
A utopia da nobreza
No meio de muita pobreza

Parece que a magia acabou
Não se contam mais os dias
Envelheci; o meu tempo passou
E agora, eram fantasias?

27/12/2017 20h16

MINHA FILHA

Meu coração carregado como pilha
De orgulho de você, minha filha
A alegria é tremenda
Estás te saindo melhor que a encomenda
Não há nada que se opõe
Ao teu desejo de ser mãe
Vais superar toda dor
Pois é mais poderoso o amor
Não sentirás o coração ferido
Pois ao teu lado estará seu marido
Juntos formaram um ninho
E nele já nasceu o primeiro filhinho
Amar
É também contemplar
Desde o nascimento
E todo o desenvolvimento
Amor maternal
Não é profissional
Que bom seria
Mais cedo a aposentadoria
É o que sinto (entre tantas coisas)
E acredite, não minto.
Te amo!

9/6/2017 9h31

ODISSEIA

Bem distante do povoado
Num lugar bem afastado
Até que não dava dó
Moravam vovô e vovó
Lá criaram seus filhos
Poucos recursos, muitos empecilhos
Na roça trabalhar como burro
Para sobreviver ao futuro

A casa grande sem cor
Nunca se ouviu falar de amor
Na sala um sofá
Uma mesinha com santos para rezar

Ao lado um grande pomar
Muita sombra para descansar
Um bom chimarrão
Para todos tomar
Alguns sentados no chão

Era grande o território
Maior ainda o potreiro
Para chegar ao vizinho
Um pequeno riachinho
Que para atravessar
Tinha uma pinguela
Com medo tinha que passar

O tempo era lento
Sem pressa, só as nuvens no firmamento
Na mesa do jantar
Cada um tinha seu lugar

No ir e vir
Um dia de lá optaram por sair
Como tudo se renova
Papai e eu construímos uma casa nova

Vi uma vez meu avô correr
Poucos anos depois veio a morrer
Durou pouco a felicidade
Mesmo morando perto da cidade

Foi bom esse tempo que vivi
Peguei na mão um filhote de bem-te-vi
Estava no aramc farpado
Viver na mata era seu legado

Por incrível que pareça
A bapka, de pano na cabeça
Com todos se preocupava
E o idioma polonês era o que falava

Antes de tudo acabar
Para lá sempre gostei de voltar
Foi assim que Deus quis
Num lugar humilde fixar minha raiz

Poderia continuar escrevendo
Antes que venha o esquecimento
Ao passado ninguém ode voltar
Mas é muito bom recordar.

22/6/2017 11h

MEU AMIGO SABIÁ*

Meu amigo sabiá
Que todo ano faz questão de voltar
Aqui em nosso pomar
Ele vem namorar
Construir um lar
Seu ninho e seus filhotes criar
Que lindo é ouvir teu cantar
Na primavera alegrar
O meu viver, o meu respirar
Te agradeço sem pestanejar
Não se preocupe, vou te cuidar
Para ano que vem poder te encontrar
Aqui ninguém vai desmatar
Destruir ou queimar
Se eu pudesse iria te falar
O quanto você faz bem pro meu ar
Tens importância do tamanho do mar
Gostaria de te abraçar
No fundo de teus olhos observar
Qual a mensagens que queres dar
Certamente diria: É bom amar!
E esta certeza transformar
O sentimento dos que vivem a chorar
Dos sem rumo resgatar
O humano valorizar
E dizer: não pare de lutar,
Contra a correnteza nadar
Esforça-te para no porto chegar
Como o sabiá
Que encontra sempre seu lugar
Com canções celebrar
Na luz do dia ou no clarão do luar
Sentindo a liberdade de voar
Substituindo a dor do chorar
Por motivos para festejar
E com o peito louvar
A criação divina lembrar
Para que eu também possa voar
Basta a vida deixar
Sabiá, não sei de onde surgistes
Nem porque aqui estás
Muito menos para onde irás
Mas tenho certeza: aqui voltarás
Até breve, Meu Amigo Sabiá!

**Este poema foi editado na cartilha Olhares Sobre a Biodiversidade da Mata Atlântica do Sul do Brasil. Curso de Ciências Biológicas e do Programa de Pós-Graduação em Ciências Ambientais da UNOCHAPECÓ.*